# Zeichnen und Malen in der Psychiatrie

Bettina Hutterer

# Zeichnen und Malen in der Psychiatrie

Anwendung und Techniken in der Ergotherapie

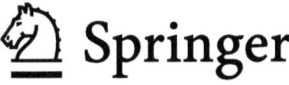
Springer

Bettina Hutterer
Vorchdorf, Österreich

ISBN 978-3-662-71351-8     ISBN 978-3-662-71352-5  (eBook)
https://doi.org/10.1007/978-3-662-71352-5

Die Deutsche Nationalbibliothek verzeichnet diese Publikation in der Deutschen Nationalbibliografie; detaillierte bibliografische Daten sind im Internet über https://portal.dnb.de abrufbar.

© Der/die Herausgeber bzw. der/die Autor(en), exklusiv lizenziert an Springer-Verlag GmbH, DE, ein Teil von Springer Nature 2025

Das Werk einschließlich aller seiner Teile ist urheberrechtlich geschützt. Jede Verwertung, die nicht ausdrücklich vom Urheberrechtsgesetz zugelassen ist, bedarf der vorherigen Zustimmung des Verlags. Das gilt insbesondere für Vervielfältigungen, Bearbeitungen, Übersetzungen, Mikroverfilmungen und die Einspeicherung und Verarbeitung in elektronischen Systemen.
Die Wiedergabe von allgemein beschreibenden Bezeichnungen, Marken, Unternehmensnamen etc. in diesem Werk bedeutet nicht, dass diese frei durch jede Person benutzt werden dürfen. Die Berechtigung zur Benutzung unterliegt, auch ohne gesonderten Hinweis hierzu, den Regeln des Markenrechts. Die Rechte des/der jeweiligen Zeicheninhaber*in sind zu beachten.
Der Verlag, die Autor*innen und die Herausgeber*innen gehen davon aus, dass die Angaben und Informationen in diesem Werk zum Zeitpunkt der Veröffentlichung vollständig und korrekt sind. Weder der Verlag noch die Autor*innen oder die Herausgeber*innen übernehmen, ausdrücklich oder implizit, Gewähr für den Inhalt des Werkes, etwaige Fehler oder Äußerungen. Der Verlag bleibt im Hinblick auf geografische Zuordnungen und Gebietsbezeichnungen in veröffentlichten Karten und Institutionsadressen neutral.

Springer ist ein Imprint der eingetragenen Gesellschaft Springer-Verlag GmbH, DE und ist ein Teil von Springer Nature.
Die Anschrift der Gesellschaft ist: Heidelberger Platz 3, 14197 Berlin, Germany

Wenn Sie dieses Produkt entsorgen, geben Sie das Papier bitte zum Recycling.

**Interessenkonflikt** Der/die Autor*in hat keine für den Inhalt dieses Manuskripts relevanten Interessenkonflikte.

# Inhaltsverzeichnis

| | | |
|---|---|---|
| **1** | **Die Bedeutung der Kunst für den Menschen** | 1 |
| | Literatur | 9 |
| **2** | **Die individuelle Entwicklung des Zeichnens (Kinderzeichnung)** | 11 |
| | 2.1 Kritzelphase – zufälliger Realismus | 13 |
| | 2.2 Kindlicher Realismus | 16 |
| | 2.3 Visueller Realismus | 21 |
| | Literatur | 23 |
| **3** | **Die Geschichte der Bildnerei in der Psychiatrie** | 25 |
| | Literatur | 30 |
| **4** | **Die Bedeutung des bildnerischen Gestaltens für die Ergotherapie** | 31 |
| | 4.1 Zentrifugale Wirkung | 36 |
| | 4.2 Zentripedale Wirkung | 37 |
| | 4.3 Aktivierung | 39 |
| | 4.4 Prozesserleben | 41 |
| | 4.5 Intrapersonale Auseinandersetzung | 42 |
| | 4.6 Interpersonale Auseinandersetzung | 44 |
| | 4.7 Kommunikation | 46 |
| | 4.8 Wahrnehmung | 47 |
| | 4.9 Motorik | 49 |
| | 4.10 Diagnostische Hilfestellung | 50 |
| | Literatur | 57 |
| **5** | **Rahmenbedingungen** | 59 |
| | 5.1 Setting | 59 |
| | 5.2 Material | 60 |
| | 5.3 Anforderungen an Therapeut*innen | 70 |
| | 5.4 Ablauf einer Therapieeinheit | 72 |
| | 5.5 „Ich kann nicht malen" | 74 |
| | Literatur | 78 |

**6 Praktische Anwendung** ........................................ 79
   6.1    Techniken............................................... 79
           6.1.1   Überraschungstechniken ......................... 80
           6.1.2   Lockerungstechniken............................ 88
           6.1.3   Entspannungstechniken ......................... 92
           6.1.4   Phantasietechniken ............................ 94
           6.1.5   Wahrnehmungstechniken ........................ 95
           6.1.6   Kommunikative Techniken....................... 107
   6.2    Themen ............................................... 113
   6.3    Tests.................................................. 115
   Literatur..................................................... 119

**7 Bildanalysen und -deutung**.................................. 121
   7.1    Das Bewegungsbild .................................... 122
   7.2    Das Raumbild......................................... 127
   7.3    Das Formbild ......................................... 132
   7.4    Das Farbbild.......................................... 133
   7.5    Weitere Kriterien ...................................... 135
   7.6    Veränderungen in der Gestaltung ........................ 137
           7.6.1   Regression des bildnerischen Ausdrucks............... 137
           7.6.2   Verzerrung des bildnerischen Ausdrucks .............. 139
           7.6.3   Verdichtung des bildnerischen Ausdrucks ............. 140
           7.6.4   Umformung des bildnerischen Ausdrucks
                    (= Neomorphismen) .............................. 140
           7.6.5   Stereotypie des bildnerischen Ausdrucks .............. 140
           7.6.6   Erstarrung des bildnerischen Ausdrucks ............... 141
           7.6.7   Zerfall des bildnerischen Ausdrucks .................. 142
   Literatur..................................................... 143

# Die Bedeutung der Kunst für den Menschen

**Zusammenfassung**

Das Betrachten und Gestalten von bildender Kunst nimmt sehr unterschiedliche Ausprägungen an, was Interesse und Fähigkeiten betrifft; klar ist jedoch, dass wir in unserer Gesellschaft sehr stark von Bildwelten geprägt und beeinflusst werden, sei es die Werbung, Dekoration, Straßenschilder oder vieles mehr. Lange Zeit diente das Malen und Zeichnen als kommunikatives Mittel, und in gewisser Weise ist dies soziokulturell nach wie vor gegeben, lernt man die eigene Schöpferkraft wieder kennen und nutzen. Künstler*innen kommunizieren über ihre Werke oder verarbeiten Weltgeschehen oder eigene Entwicklungen, das öffnet auch Möglichkeiten für Patient*innen.

„Die Kunst im weitesten Sinne ist die große Brücke, die eine Verbindung über den Abgrund gegenseitigen Nichtverstehens herstellt, das die Kulturen voneinander trennt."
Christopher Dawson

Künstlerischer Ausdruck – sei es durch Zeichnung, Schauspiel, Musik, Bildhauerei, Film oder Literatur – ist seit jeher ein wesentlicher Bestandteil menschlichen Lebens. In diesem Buch liegt der Fokus auf dem zweidimensionalen bildnerischen Gestalten, von der Kunstbetrachtung mit und ohne Erklärung, über das Produzieren von Bildern, das Dekorieren mit Zeichnungen von Wand und Haut, die Kommunikation über Bild und Malerei.

Bereits in der Frühzeit versuchten die Menschen, Aktivitäten auf Stein oder anderen Materialien bildlich darzustellen. Lange Zeit wurden anstatt einer Schrift Bildsymbole verwendet, um kommunikativen Äußerungen Dauer zu verleihen (z. B. ägyptische Hieroglyphen). Zeichnungen sind damals wie heute als Grundlage für die elementare Kommunikation zu verstehen, als Ausdrucksmittel und Verständigung mit sich und der Welt. Kunstwerke werden zu Rate gezogen, um gesellschaftliche Entwicklungen nachvollziehen zu können, z. B. wie Menschen früher gejagt haben oder wie sie Ideen auszudrücken versuchten, welchen Blick sie auf sich und die Welt hatten. Die ersten anatomischen Zeichnungen zeugen von einer Idee, das Innerste darzustellen und somit verstehen zu lernen. Astronomische Zeichnungen von Sternbildern oder Ideen, wie das All und die Galaxie funktionieren, versuchen, uns die Ferne verständlich zu machen, genauso wie mikroskopische Zeichnungen uns eine Idee eines Epithels oder von Zellstrukturen geben können. Immer dort, wo die Vorstellungskraft endet, kann eine Zeichnung uns helfen, etwas zu verstehen. Dort, wo eigene Gedanken, Zukunftsideen oder Traumata verarbeitet werden müssen, kann Kunst helfen. Sowohl auf persönlicher Ebene als auch in gesellschaftlicher und entwicklungsgeschichtlicher Perspektive sorgt die Kunst für Verständigung. So kann ein Wandel in der Menschheitsgeschichte auch über die Ausdrucksmöglichkeiten der bildlichen Darstellung beobachtet werden. War es zu gewissen Zeiten wichtiger, Persönlichkeiten zu porträtieren oder Landschaften und Lichtstimmungen festzuhalten, war der impressionistische Blick gerade en vouge oder der Expressionismus? Suchten die Menschen mehr eine Verarbeitung von politischen Vorgängen über Karikaturen oder war die realistische Zeichnung eines Gerichtsverfahrens nötig, um Vorgänge ansatzweise zu verstehen? Nach wie vor sind bildnerische Äußerungen Ausdruck eines Empfindens des eigenen Seins und der Zeit, in der wir leben.

Nach und nach entstand aus dem funktionellen Zweck der Kunstformen ein mehr ästhetischer. In gewisser Weise haben Kunstwerke bzw. Bilder immer noch kommunikative Aspekte, wollen die Künstler*innen und sollen die Kunstwerke doch mit dem Betrachter interagieren. Zudem eröffnen sie dem/der Gestalter*in eine Auseinandersetzung mit sich selbst. Die Künste gelten als Vermittler zwischen Kosmos und Mensch (Treichler 1996). Vielerorts haben Kunstwerke einen dekorativen oder wirtschaftlichen Stellenwert eingenommen. Heutzutage zeigen sie sich sogar wieder mehr dokumentarisch oder manchmal auch provokativ, um mit den Menschen und der Nachwelt zu kommunizieren. Es gibt interessante Projekte von Kunstsammlungen, die einer Nachwelt hinterlassen werden sollen oder sogar die Möglichkeit eröffnen, fremden Lebensformen aus fernen Welten einen Eindruck über die Menschheit durch ihr Bildwerk zu vermitteln.

Vielen Menschen gibt Kunst eine Orientierung im Leben, so beschreiben es manche Künstler*innen. Vielleicht sogar einen Halt, weil eine Möglichkeit besteht, seinen Gedanken Ausdruck zu verleihen. Orientierung kann es auch bieten, wenn eine schnelle Skizze den Weg anzeigt oder kunstvoll gestaltete Landkarten einen Eindruck von Geländeformen, Flüssen und Wegen geben. Eine Wegmarkierung, oft in Form eines bunten Punktes oder einer charakteristischen Farbkombination, führt auf Wanderschaft durch den Wald oder das Gebirge. Bis zu kunstvoll und teilweise spielerisch und rätselhaft gestalteten Schatzkarten, deren Symbolik und Mitteilung erst entschlüsselt werden muss. Es gibt Geheimschriften, oft in Form von Bildern, die bis heute nicht entschlüsselt werden konnten, und wenn man Schriften aus anderen Kulturkreisen betrachtet, erscheinen sie in unserem europäischen Sinne einer Schrift oft als kunstvolle Linien oder Formen. In den Anfängen der Schrift zeigen sich auch Notenblätter und Bibelübersetzungen mit kunstvoll verschnörkelten und farbig ausgestalteten Anfangsbuchstaben, um dem Niedergeschriebenen Nachdruck zu verleihen.

Kunstwerke, die Jahrhunderte überdauern, die Kriege schadlos überstehen, weil sie versteckt, geraubt oder gerettet wurden, zeugen davon, dass ihnen große Bedeutung beigemessen wird, die, so sei es zu hoffen, über ein finanzielles Interesse hinausgehen.

Die Kunst eröffnet den Kunstschaffenden ein Versuchsfeld, Probleme zu lösen oder Herausforderungen dieser Welt oder des eigenen Lebens zu verarbeiten und neu bzw. mit künstlerischen Ausdrucksweisen auf andere Art zu denken. Die Bewegung des Kritzelns an sich hat schon verarbeitende Wirkung. Viele kennen das Bewegen des Stiftes in Kreisel oder kleinen Zeichnungen während des Telefonierens oder in der Schule. Es ist nicht nur Ablenkung oder Beschäftigung der Hände, während zugehört wird. Die Kombination des Gehörten mit weiteren Kanälen, dem Visus oder der Handbewegung, schafft eine Einordnung des Erlebten im Gehirn. Interessanterweise zeigen sich die Kritzel im Schulunterricht häufig recht ordentlich, das karierte Heft wird mit Mustern verziert, eine Zierleiste unterstützt das geschriebene Wort und häufig sind es Farben, die unterstützen, das Gelernte einzuordnen oder zu strukturieren. Wird das Prädikat immer rot unterstrichen und das Subjekt blau, ergibt sich eine Merkhilfe für grammatikalische Ordnungen. Und wenn der Rotstift angesetzt wird, ist in gewisser Weise auch Achtung geboten. Ein Zeichnen oder Malen aus der Langeweile heraus kann hingegen gewisse Gehirnstrukturen aktivieren, Vergangenes zum Vorschein bringen oder neue Ideen entstehen lassen. In der Internet-Recherche kommen viele Vorschläge, was aus Langeweile gezeichnet werden kann, doch das ist nicht gemeint mit der Aktivierung innerer Vorgänge.

Laut Arno Stern ruht die Lust zu malen in jedem Menschen (Stern 2018). In dem von ihm begründeten Malatelier bzw. dem sogenannten Malort sollten vornehmlich Kinder, später aber auch Erwachsene im Malen an einem sicheren Ort ihr Innerstes ausleben können. Dabei handelt es sich nicht um Therapie, sondern um ein inneres Bedürfnis, das zum Ausdruck gebracht werden soll. Die natürliche Spur, die Stern auch „Formulation" nannte, sei in jedem Menschen vorhanden, sie wird im freien Malen und in unbeeinflussten Bildern sichtbar. Eher zufällig entdeckte Arno Stern auch eine heilsame Wirkung des freien Malens, es solle glücklich machen und die Aufmerksamkeit steigern. In einem Pariser Waisenhaus bekam er 1946 den Auftrag, Kinder ohne wesentliche finanzielle Mittel zu beschäftigen. Arno Stern ließ sie malen, ohne Druck und ohne Bewertung. Arno Stern ist Autodidakt, ein Forscher im eigenen Auftrag, ein Pionier auf seinem Gebiet. Mittlerweile gibt es in ganz Europa Malorte, wertfreie Räume, die zum bildnerischen Gestalten einladen. Sie stärken das Selbstbewusstsein, das Wohlbefinden und schützen vor Abhängigkeiten.

▶ Formulation ist ein universeller Formenschatz, der in allen Menschen vorhanden ist. Der Begriff wurde von Arno Stern geprägt, der ähnliche Entwicklungen von Formen in unterschiedlichen beschulten und nicht-beschulten

Kulturkreisen beobachtet hat. Die Formulation hat ihren Ursprung in der organischen Erinnerung und ist ein Universal-Code, der unabhängig von kulturellen Unterschieden besteht.

Wissenschaftler*innen der Friedrich-Alexander-Universität in Erlangen-Nürnberg und des Kunst- und Kulturpädagogischen Zentrums der Museen in Nürnberg haben 2014 herausgefunden, dass Kunst die Menschen beruhigt. Sie haben untersucht, wie sich Kunst auf die Persönlichkeit des Menschen auswirkt. Insgesamt wurden über einen Zeitraum von drei Jahren 150 Probanden getestet. Künstlerisch aktive Menschen zeigen neben den funktionellen Verbindungen im Gehirn, genauer gesagt im Ruhenetzwerk des Gehirns, auch eine verbesserte psychologische Widerstandsfähigkeit. Diese konnte bei der Studie noch nach sechs Monaten nachgewiesen werden. Nicht verwunderlich also, dass in Krankenhäusern, in der psychotherapeutischen Praxis oder vielerorts auch im Eigenheim Kunst aufgehängt wird, wenn schon das reine Rezipieren eine beruhigende Wirkung hat. Folgestudien in den USA und in Dänemark zeigen, dass Schmerzempfinden, Blutdruck, Herzfrequenz und sogar der Verbrauch von Schmerzmitteln beeinflusst werden kann, wenn Kunst bzw. künstlerische Dekoration verwendet wird; natürlich ist darauf zu achten, was abgebildet wird. Kunst kann dann einerseits von derzeit akuten Problemen ablenken, aber auch beruhigen, und v. a. für eine gemütlichere Umgebung sorgen als weiße Wände.

Kunstbetrachtung und Kunstschaffen bleibt ein sehr individuelles Feld der Vorlieben und kann Menschen in ihren Bedürfnissen, Sorgen und Wünschen abholen. Oder sie bleiben unberührt von der Kunst, wobei eine unbewusste Wirkung durchaus ihre Effekte zeigt. So sollen rote Bilder in Restaurants den Appetit steigern und grüne Wände in der Arztpraxis eine heilende Wirkung besitzen. In der Farb- und Farblichttherapie nutzt man die positive Wirkung der Farben auf den menschlichen Organismus zu Heilungszwecken. In der Werbung wird die Wirkung der Farben oder Kunstwerke zu wirtschaftlichen oder anders motivierenden Zwecken benutzt.

Jede Farbe besitzt eine eigene Wellenlänge und Energie, die auf Lebewesen übertragen werden kann. Diese Wirkung umfasst sowohl den Gemütszustand als auch andere wichtige Prozesse im Körper.

**Die Bedeutung der Grundfarben**
Blau steht für Entspannung, Ruhe, Gelassenheit, Treue, Freiheit, Tiefe, Sehnsucht. Das Element von Blau ist Wasser. Seine Wirkung ist schmerzlindernd, kühlend, blutdrucksenkend, antiseptisch, regt die Wundheilung an und beruhigt die Nerven.

Gelb steht für Licht, Offenheit, Frische, Freiheitsdrang, Freude, Neid, Geiz, Eifersucht. Das Element von Gelb ist Erde, aufgrund seines Braunanteils. Seine Wirkung ist stimmungsaufhellend, verdauungsfördernd, konzentrationsfördernd und es fördert die Sexualhormonproduktion.

Rot steht für Tatendrang, Liebe, Freude, Wärme, Leidenschaft, Blut, Optimismus, Sünde, Zorn, Gefahr. Das Element von Rot ist Feuer. Seine Wirkung ist stoffwechselanregend, erwärmend, durchblutungsfördernd. Es unterstützt die sexuelle Energie und Fruchtbarkeit von Frauen und hilft, Müdigkeit zu bekämpfen. Rot kann auch aggressiv machen.

Grün steht für Wachstum, Heilung, Gleichgewicht, Harmonie, Barmherzigkeit, Hoffnung, Gesundheit, Gift. Das Element von Grün ist Holz (Natur). Seine Wirkung ist entspannend und erholend für den ganzen Körper, es wirkt nervenberuhigend. Grün stärkt das Immunsystem, hilft bei der Regenerierung von Muskel- und Gewebezellen, steigert die Kreativität, stärkt die Bronchien und reguliert den Blutdruck.

In manchen Bereichen der nonverbalen Ausdrucksweise haben Bilder und Symbole als unterstützte Kommunikation eine weitreichende Bedeutung. Es gibt Menschen, die aufgrund von angeborenen oder erworbenen Schädigungen Kommunikationsprobleme und Schwierigkeiten mit der sprachlichen Verständigung haben. Einige von ihnen haben umfassende Behinderungen, andere nur Einschränkungen in ihrer Kommunikation mit fremden Personen, während sie von vertrauten Personen „blind" verstanden werden. Für alle aber gilt, dass ein selbstbestimmtes Leben in erheblichem Maß eingeschränkt sein kann. Durch den Einsatz von unterstützter Kommunikation (UK) können diese Menschen eine Verbesserung ihrer Verständigung erreichen, denn jeder Mensch hat das Bedürfnis nach Kontakt und Kommunikation. Eine Möglichkeit der unterstützten Kommunikation sind Symbolkarten.

Wenn man sich in diesem Zusammenhang die Frage stellt, ob Bildwerk und Symbole den sprachlichen Ausdruck hemmen, zeigen zahlreiche Studien das Gegenteil. Die Arbeit mit unterstützter Kommunikation, das heißt Bildern, Fotos, Symbolen oder auch körpereigenen Kommunikationsformen wie Gebärden, fördert sogar die Entwicklung der Lautsprache.

Auch unterstützt das Zeichnen und Malen die kindliche Entwicklung und in späterem Alter die Ausdrucksfähigkeit der Menschen. Die Selbstwahrnehmung wird positiv verstärkt. In manchen Kindergärten gibt es für nicht oder unverständlich sprechende Kinder sogenannte Ich-Bücher, denn für viele Menschen sind Tagebücher und Erlebnisbücher wichtig geworden, um mit Bildern und Schrift von Vergangenem zu erzählen. Dabei können sie die Erfahrung machen, dass andere Menschen Anteil an ihren Erlebnissen nehmen. In einem Ich-Buch befinden sich dann Fotos von Geschwistern, vom Kinderzimmer daheim, von Großeltern, aber auch selbst produzierte Werke, Zeichnungen, Hand- und Fußabdrücke oder sogar einen Fingerabdruck, der ein äußerst individuelles Zeichen darstellt.

Im Bereich der Autismus-Spektrum-Störungen oder des Mutismus können Bildsymbole für einen Willensausdruck verwendet werden, wenn die Sprachäußerung dahingehend fehlt. Der/die Patient*in nimmt eine Karte mit dem Symbol/Bild für Garten und äußert so den Wunsch, nach draußen zu gehen, denn oft sind auch Gesten oder Gebärden für Patient*innen rein motorisch nicht ansteuerbar, wie z. B. ein Fingerzeig und zielgerichteter Blick in den Garten.

Kinder, solange sie nicht sprechen können, denken hauptsächlich rechtshemisphärisch, d. h. in gefühls- und erlebnisnahen Vorstellungsbildern, klar zu unterscheiden von dem linkshemisphärischen verbal-diskursiven Denken, das in der Schulbildung unseres Kulturkreises sehr einseitig gefördert wird (Keller 2001).

Beim Erwachsenen ist das bildnerische Denken meist an den Rand gedrängt, dies zeigt sich deutlich in der Unsicherheit, wenn es darum geht, eigene Gefühle und Bedürfnisse bildnerisch gestaltend auszudrücken („Ich kann nicht malen"). Viele Menschen sind ohne therapeutische Hilfe nicht mehr in der Lage, ihr gefühlsnahes rechtshemisphärisches Denken zu entfalten.

▶ **Rechts- und linkshemisphärisch** Unser Großhirn ist in zwei Hemisphären, zwei Hälften eingeteilt, die in ihrer Funktionsweise unterschiedliche Spezialisierung entwickelt habe. Im Sinne der Neuroplastizität können dabei Varianten beobachtet werden, aber während die rechte Hemisphäre sich eher den emotionalen Reaktionen, gesamtheitlicher Wahrnehmung und Musik widmet, schreibt man der linken Hemisphäre Themen wie Sprache und lineares, logisches Denken zu.

Symbole und Bilder werden tagtäglich als Kommunikationsmittel verwendet, Emoticons oder Infos über den Tagesablauf, die in Form von Bildern oder Videos öffentlich gestellt werden. Ob sie manche sprachlichen Äußerungen vereinfachen oder ihnen Nachdruck verleihen, sei dahingestellt. Ob durch das Verwenden von Bildern manche Emotionen nicht mehr so gut verbal ausgedrückt werden können, ebenso. Allerdings werden die Bildnachrichten vom Gegenüber bestimmt verstanden und auf gleicher Ebene auch beantwortet, soweit man sich in einer ähnlichen Gesellschafts- und Altersschicht bewegt. Die Aussagekraft und Verständlichkeit mancher Bilder und Symbole sind mit diversen Veränderungen auch wandelbar. Nach wie vor ziert ein Posthorn das Postamt, wobei es schon lange nicht mehr verwendet wird. Klar ist, dass Bilder und Symbole als Kommunikationsmittel unumgänglich sind. Selbst die kürzeste Kommunikation aller Zeiten besteht aus Symbolen: „?" und „!" Dieser kürzeste nachweisbare Briefwechsel fand zwischen Victor Marie Hugo (1802–1885) und seinem Verleger im Jahre 1862 statt. Hugo fragte nach dem Erfolg des kürzlich erschienenen Romans „Les Miserables". Er wollte wissen, wie sich der Roman verkauft („?"), und da das Buch ein großer Verkaufserfolg war, lautete die Antwort des Verlegers „!" (Guinness Book of World Records: 1981 Edition by Norris McWirther 1981, Seite 216).

Bilder werden gemalt, um kulturelle und religiöse Elemente oder persönliche Gefühle auszudrücken oder um nonverbale Botschaften zu übermitteln, wie beispielsweise ein Smiley. Der bildnerische Ausdruck ist in die verschiedensten Gebiete eingedrungen. Gedrucktes wird anziehender, trockene Statistik verständlicher und schmackhafter, die Kauflust unwiderstehlicher und die gestörte Seele zugänglicher gemacht (Jacobi 1981). Eine Möbelbauanleitung wird logischer, eine Einladungskarte persönlicher und eine Präsentation anschaulicher.

Seit geraumer Zeit hat sich das Malen und Gestalten auch als therapeutisches Mittel durchgesetzt, als Kunsttherapie oder als Bestandteil in der Ergotherapie in unterschiedlichen Fachbereichen wie Pädiatrie, Psychiatrie, Neurologie usw. Die Bedeutung des Malens und Zeichnens ist in der Pädagogik und in der Psychologie bekannt. Um den grafischen Ausdruck messbar zu machen, wurden Tests entwickelt, und Schriften und Zeichnungen werden analysiert und Persönlichkeitsmerkmalen zugeschrieben.

Die Auseinandersetzung mit Themen über Bilder und Zeichnungen bekommt über Tätowierungen eine zusätzliche, fast intime Verbindung zwischen Bildträger*in und Betrachter*in. Die unmittelbare Identifikation mit Bildmotiven, Mustern etc. spielt sich hier auf der Haut mancher Menschen ab. In mancher Tradition ist die bemalte, tätowierte oder auch vernarbte Haut fixer Bestandteil mit Symbolkraft und Identifikationscharakter. Lange Zeit waren Menschen mit Tätowierungen stigmatisiert, anfangs wurden Tätowierungen in der Sklaverei oder in Gefängnissen zum Kennzeichnen verwendet. Neben der mancherorts ursprünglichen und anderenorts kennzeichnenden Verwendung der Tätowierung ist sie in vielen westlichen Kulturkreisen zu einer populären Modeerscheinung geworden, wohl viel mehr als Körperschmuck, als eine Botschaft am eigenen Körper zu transportieren. Die vorhergegangene Auseinandersetzung mit Wünschen, Träumen, Ideen von einem Selbst und der Welt wird in Motiven auf den Körper gebracht. Die Auswahl, wie man sich schmückt, ist im Idealfall eine Auseinandersetzung mit dem eigenen Erleben, zumindest eine Entscheidung, was am Körper verewigt werden soll. Zum Teil plakativ und offensichtlich, möglicherweise auch versteckt und selbst gestaltet, verbinden sich Menschen auf längere Zeit mit einem Kunstwerk bzw. einer bildlichen Botschaft, obwohl sich manche auch wieder davon trennen wollen. Tätowierungen werden häufig als verbindendes Element zweier oder mehrerer Menschen verwendet. Eine Linie, die sich am zweiten Körper fortzieht, ein Anker, der den Hamburg-Urlaub einiger Freund*innen in Erinnerung hält oder ein tätowierter Ehering als Verbindungszeichen. Insofern kann auch die Tätowierung als kommunikatives Kunstelement gesehen werden.

Das aktuelle gesellschaftliche Lebensumfeld ist in einer kulturellen Situation, die ein künstlerisches Schaffen erschwert. In der Philosophie der Spätaufklärung und Romantik hieß die Phantasie noch „produktive Einbildungskraft des Menschen" und genoss eine sehr große Wertschätzung (Schiffer 1993). Heute wird sie nur geduldet oder den Kindern zugesprochen. Kreativität hingegen ist ein großes Modewort geworden, sei es in der Schule oder im Beruf, überall werden „kreative" Menschen gesucht. Mit diesen Worten ist man ständig konfrontiert und jede/r sollte nun allein entscheiden, was „Kunst", „Kreativität" und „Phantasie" für einen selbst bedeutet. Es ist individuell verschieden, welchen Stellenwert die aktive künstlerische Betätigung im Leben einnimmt. Für manche Menschen ist es undenkbar, wie ein modernes Kunstwerk, das evtl. nur ein schwarzes Quadrat zeigt, einen so hohen Stellenwert in der Gesellschaft einnehmen kann. Gerade in der Betrachtung moderner Kunst wird manchen ein „das kann ich auch" entlockt. Tatsache ist aber, dass das Können und Tun in diesem Bereich schwer bewertet werden kann, da tatsächlich nur einzelne Personen, in diesem Fall Kasimir Malewitsch, erstmals ein schwarzes Quadrat auf einer Leinwand verewigt haben. Es geht also nicht nur um das Können, sondern auch um das Tun, um die Aktivität in Zusammenhang mit der Kunst. Ein aktives Betrachten genauso wie ein aktives Schaffen.

Zunehmend trägt die passiv visuelle Reizüberflutung der Gegenwart zu einer alexithymen Entfremdung bei. Die innere Bilderwelt wird überflutet von äußeren Bildern (Massenmedien, Smartphone, Vergnügungsindustrie). Vieles wird noch bunter, schneller und greller und schreit geradezu nach Aufmerksamkeit. Dies hindert die Menschen, eigene schöpferische Fähigkeiten und Ideen zu entwickeln. Die vermeintliche Inspiration, die sich aus externen Bilderwelten ergibt, hat dabei wenig mit eigener Schöpferkraft zu tun. Eine Idee für eine künstlerische Gestaltung aus einem selbst entstehen zu lassen, wird zunehmend schwieriger, wenn Bilder auf vielen Ebenen auf einen einströmen. Häufig geht dem künstlerischen Schaffen daher eine Reduktion oder eine Konzentration der Eindrücke voraus. Künstler*innen ziehen sich zurück, um ein neues Werk entstehen zu lassen, Arno Sterns Malort hat keine Fenster oder andere Ablenkungen, sondern ist reduziert auf das Malen, und auch für das eigene künstlerische Schaffen werden oft reizreduzierte Orte gesucht.

▶ Alexithymie ist das Unvermögen, bei sich und anderen Gefühle wahrzunehmen und angemessen zu beschreiben.

Aufgrund dieser gesellschaftlichen Einflüsse sind Ausdrucks- und Erlebnisfähigkeit des Menschen in körperlicher, seelischer und kreativer Hinsicht häufig eingeschränkt. Die Sprache des Körpers und der Gestaltung muss für sich selbst erst neu entdeckt werden (Budjuhn 1992).

Das künstlerische Gestalten bringt verschiedene Wirkungen mit sich, auch der Kunstgenuss in der Betrachtung darf an dieser Stelle nicht vergessen werden. Kunst begegnet einem tagtäglich an beinahe jeder Ecke und löst eine Reaktion aus, ob bewusst oder unbewusst. Menschen fühlen sich von einer plakativen Werbung angesprochen, ärgern sich über ein Graffiti in der Bahnhofsunterführung oder rätseln, von wem wohl der Kunstdruck ist, der im Kaffeehaus an der Wand hängt. So werden Kunstwerke und Farben gezielt eingesetzt, um beim Betrachten etwas auszulösen. Die Kunst im öffentlichen Raum trägt dazu bei, dass nicht nur Werbung Platz findet, sondern auch Bildwerk, das Gedanken und Emotionen frei von Konsumgedanken in den Menschen hervorrufen kann. Murals sind ein gutes Beispiel, das viele Menschen anspricht, weil Murals graue Häuser bunt machen oder schäbige Viertel attraktiv.

▶ Ein Mural ist eine große Wandmalerei, ähnlich, aber nicht vergleichbar mit Graffiti. Sie werden in letzter Zeit organisiert und recht beliebt auf größeren Häuserflächen in Städten, aber auch auf Silos oder Fabrikhallen gemalt. Meist haben sie positiv wirkenden Inhalt.

Für manche Menschen ist der Besuch von Museen, Vernissagen und Galerien wichtiger Bestandteil ihrer kulturellen Lebensgestaltung. Jede/r, der/die z. B. schon einmal mit offenem Mund vor einem wandgroßen Gemälde Rembrandts gestanden ist, versteht bestimmt die überwältigende Wirkung eines Bildes bei dessen reiner Betrachtung.

Während die einen sehr lange vor einem Kunstwerk stehen oder sitzen, sich darin vertiefen, es begreifen wollen und sich immer wieder über Entdeckungen freuen, bleibt es für andere uninteressant. Aber vergleichbar mit der Vielfalt der Kunstwerke ist auch die Vielfalt der Geschmäcker.

Menschenmassen drängen mancherorts zum Holi-Fest, einem Fest der Farben, eigentlich ein Frühlingsfest mit ursprünglich sakraler Bedeutung im Norden Indiens. Seit einigen Jahren wird es auch in Europa populär. Meist weiß gekleidet wird gefärbtes Wasser und gefärbter Puder gestreut und verteilt, so wird man selbst zum großen Farbspiel. Wieder andere zahlen hohe Preise und nehmen viel Wartezeit in Kauf, um ein berühmtes Gemälde Leonardo da Vincis einmal in Realität sehen zu können.

Jede/r malt auf sehr unterschiedliche Weise ein Bild und auf jede/n ist auch die Wirkung von Kunstwerken individuell verschieden. Welche Bedeutung Kunst im Leben eines Menschen einnimmt, kann sich sehr unterschiedlich entwickeln, auch in Abhängigkeit verschiedener Faktoren wie z. B. kultureller Erziehung oder pädagogischem Umgang mit Gestaltetem. In der Kinderzeichnung zeigen sich aber noch viele Ähnlichkeiten.

## Literatur

Budjuhn, A (1992) Die psychosomatischen Verfahren. Konzentrative Bewegungstherapie und Gestaltungstherapie in Theorie und Praxis. Dortmund, verlag modernes lernen
Jacobi, J (1981) Vom Bilderreich der Seele. Wege und Umwege zu sich selbst. Olten, Walter-Verlag
Keller, G (2001) Körperzentriertes Gestalten und Ergotherapie. Unterricht und therapeutische Praxis. Dortmund, verlag modernes lernen
McWirther N (1981) Guinness book of world records. Bantam Books, New York
Schiffer, E. (1993) Warum Huckleberry Finn nicht süchtig wurde. Anstiftung gegen Sucht und Selbstzerstörung bei Kindern und Jugendlichen. 5. Aufl. Weinheim, Beltz Quadriga
Stern A (2018) Das Malspiel und die natürliche Spur: Malort, Malspiel und die Formulation. Drachenverlag, Klein Jasedow
Treichler M (1996) Mensch-Kunst-Therapie. Urachhaus, Stuttgart

# Die individuelle Entwicklung des Zeichnens (Kinderzeichnung)

**2**

**Zusammenfassung**

Die Entwicklung des Zeichnens bei Kindern ist in manchen Grundelementen immer ähnlich, es spiegelt die sensomotorische und kognitive Entwicklung und zeigt einen Reifegrad im Erleben und in der Wiedergabe. Vom Kritzeln bis zum Situationsbild setzt sich das Kind mit der Realität und v. a. auch mit der eigenen Wahrnehmung auseinander. Die Prinzipien zu verstehen, ermöglicht in gewisser Weise auch ein Verständnis für den jeweiligen Entwicklungsstand.

*„Ein Tropfen Kunst ist besser als ein Meer von Wissen."*
  (unbekannt)

Vom Kleinkind beginnend bis zum Erwachsenenalter verändert sich die Art zu zeichnen. Im Folgenden werden Entwicklungsstufen beschrieben, die so oder ähnlich bei fast allen Kindern auftreten. Manchmal wird eine Phase länger dauern oder eine wird übersprungen. Viele Kinder entwickeln sich kontinuierlich, andere in ausgeprägten Schüben. Jedes Kind setzt sich durch das Zeichnen auf individuelle Art mit der Welt auseinander. Das bildnerische Gestalten hilft dem Kind der frühen Schuljahre, seine Umwelteindrücke zu verarbeiten. Es ist aber nicht nur wichtiges Ausdrucksmittel, sondern auch ein Spiegel der kognitiven Prozesse, der kindlichen Wahrnehmung und des Denkens. Die Meilensteine der sensomotorischen Entwicklung gespiegelt im Bild haben einen physiologischen Spielraum, der nicht immer in ein Zeitschema eingeordnet werden kann. Mit jedem Bild wird eine vollgültige Aussage gemacht, die dem jeweiligen Entwicklungsstand des Kindes entspricht. Neben dem Zeichnen im Kindesalter sind manche dieser beschriebenen Entwicklungen auch regressiv oder krankheitsbedingt im Erwachsenenalter von Bedeutung. Die Entwicklungsschritte des Zeichnens werden dann allerdings nicht rückwärts abgespult, aber Teile davon tauchen wieder auf, obwohl sie schon einmal abgeschlossen waren. Interessanterweise ergeben sich durch degenerative Prozesse, wie z. B. bei Demenz oder einigen psychiatrischen Diagnosen, ähnliche Rückschritte in der bildhaften Darstellung.

Die Forschung rundum die Kinderzeichnung begann Ende des 19. Jahrhunderts und unterlag natürlich auch wechselnden Ansichten zum Thema. Der sich über längere Zeit gehaltene Ansatz ist der kognitionspsychologische, der besagt, dass die Kinderzeichnung einen Eindruck der geistigen Reife des Kindes zeigt. Das heißt, mit zunehmender Entwicklung des Bildes zeigen sich weiterentwickelte kognitive Fähigkeiten (Wahrnehmungsfähigkeit, Vorstellungsfähigkeit, Ausführungsfähigkeit). Abweichungen in der Kinderzeichnung führen folglich auf Mängel in den kognitiven Fähigkeiten zurück. Andere Kinderzeichnungsforscher vertreten künstlerische und kulturspezifische Überlegungen, sie heben die Besonderheiten der künstlerischen bildhaften Eigenschaften hervor. Nach diesem Ansatz üben visuelle Vorbilder der jeweiligen Epoche und Kultur einen Einfluss auf die Kinderzeichnung aus. Es gibt auch tiefenpsychologische Positionen, in der die Kinderzeichnung als Ausdruck von Persönlichkeitsmerkmalen des Kindes gesehen wird. Abweichungen in Kinderzeichnungen werden nach dieser tiefenpsychologischen Herangehensweise als Ausdruck von psycho-sozialen Konflikten angesehen.

Bei all den Theorien und Untersuchungen wurden auch interkulturelle Vergleichsstudien mit Kinderzeichnungen gemacht. Sie haben ergeben, dass die Kinderzeichnung nicht nur naturgesetzlich, sondern auch kulturell und historisch beeinflusst wird. Z.B. werden Männer heute ohne Hut gezeichnet, weil diese aus der Mode gekommen sind. Oder der kleine Mund in japanischen Kinderzeichnungen, weil es für japanische Frauen und heranwachsende Mädchen unschicklich war, breit zu lachen.

Bevor das Kind zu zeichnen beginnt, muss es in der Lage sein, einen Stift zu halten und diesen in einer Ebene bewegen zu können. Dann kann es auch die im Folgenden beschriebenen Entwicklungsphasen der Kinderzeichnung durchlaufen. Dabei wird erst bei zunehmender Anforderung an Details und Genauigkeit eine ökonomische und dynamische Stiftführung im Tripoid erforderlich oder erwünscht. Allerdings können Zeichnungen auch mit mehreren Fingern am Stift, mit eingeschränkter Fingermotorik, mit überschlagenen Daumen oder mit Faustgriff angefertigt werden. Dem voran geht natürlich eine andere Weise der Erkundung von den Händen und Fingern, indem im Sand, mit dem Essen und im Matsch die eigene Wahrnehmung und Wirkkraft des Tuns erforscht werden. Dort werden die Basisfähigkeiten einerseits für eine Entwicklung der spezifizierten Fein- und Grafomotorik, aber auch für die Selbstwahrnehmung und Darstellungsmöglichkeiten geschaffen.

▶ **Tripoid** Mit einem Tripoid ist in der Grafomotorik eine Stifthaltung mit dem Daumen und zwei Fingern gemeint. Während der Daumen und der Zeigefinger den Stift mit der Fingerkuppe berühren, lehnt der Mittelfinger stützend an der verbleibenden Seite des Stiftes.

Das Kind kritzelt im Alter von zwei bis vier Jahren, weil die Aufarbeitung seiner Vergangenheit im Vordergrund seines Ausdrucksbedürfnisses steht und weil es auch im Zeichnen keine Entwicklungsstufe überspringen kann.

Die ersten Hiebbewegungen und Erfahrungen der Wirkungsweise im eigenen Tun können sich auch mit anderen Materialien zeigen, nicht nur mit dem Stift. So ist das erste Erforschen im Wasser oder mit Fingerfarben ein oft spritziges Unterfangen, wandelt sich aber zu gezielteren feinmotorischen Bewegungen, ähnlich der Entwicklung mit dem Stift. Je regelmäßiger ein Kind malt, desto regelmäßiger entwickeln sich seine Urformen zu figurativen Formen. Spät begonnenes Malen macht ebenso diese schrittweise Entwicklung durch, nur verläuft sie dann häufig schneller.

## 2.1 Kritzelphase – zufälliger Realismus

Eines Tages entdeckt das Kind, dass ein Stift auf einem entsprechenden Untergrund eine Spur hinterlässt. Es beginnt ein „grafisches Plappern" (Kraft 1986), bei dem es zu einer direkten Umsetzung von Motorik ins Sichtbare kommt. Das kleine Kind beginnt zu malen, wenn es sich in der Phase des intensiven Nachahmens befindet, also in der Zeit zwischen 12 und 24 Monaten. Es sieht die Eltern mit dem Stift auf dem Papier hantieren und will das auch. Damit sich aus einer ersten Hiebbewegung ein Knäuel und ein Kreuz entwickeln kann, ist eine dementsprechende feinmotorische Entwicklung vorausgesetzt. Der Antrieb ist die Lust sich zu bewegen bzw. etwas zu bewegen, und zu sehen, was passiert. Jede/r hat damit begonnen und die ein oder anderen kritzeln heute noch, z. B. beim Telefonieren oder bei einem wenig interessanten Vortrag. Die ersten Kritzelbilder müssen nicht unbedingt auf Papier entstehen, alleine das Herumrühren in einem Teller voll Apfelmus sowie das Drücken des Fingers an eine beschlagene Fensterscheibe sind erste Formen des Ausdrucks der Kinder. Im Betrachten fallen kraftvolle Striche, Kreise, Knäuel und Punkte auf, die bei den Kindern aus dem Bauch heraus entstehen. Kritzelbilder sind Zeichnungen ohne Inhalt, sie haben kein gegenständliches Thema oder Motiv. Die Kinder zeichnen aus ihrem Impuls heraus ohne Grund oder bewussten Auftrag.

Wahrnehmung hat in diesem Zusammenhang eine wichtige Bedeutung, denn das Ganzheitliche, Körperliche, Seelische und Psychische wird zum Ausdruck gebracht, indem wir anfangen zu kritzeln.

Die Rückmeldung, die der Körper und v. a. das Gehirn mit diesen ersten Bewegungen bekommt, sind hauptsächlich taktil-kinästhetischer Natur und prägen das Gehirn in der Selbstwahrnehmung. Das Gehirn lernt durch diese Reize über Muskulatur, Gelenke und Körperspannung (im Falle des Zeichnens eher die oberen Extremitäten betreffend) sehr viel über die eigenen Kräfte und Dosierung. Es werden durch kräftiges Schlagen des Stiftes auf das Papier Basisfähigkeiten für die weitere feinmotorische Entwicklung und die Selbstwahrnehmung gebildet.

▶ **Taktil-kinästhetischer Sinn**
Der taktil-kinästhetische Sinn liefert über seine Rezeptoren, den Propriozeptoren, Informationen über den Spannungszustand von Muskeln und Sehnen sowie Gelenkwinkeln an das zentrale Nervensystem. Es ist das Bewegungsempfinden der verschiedenen Körperteile in räumlicher und zeitlicher Auflösung und ein wichtiger Sinneskanal für die weitere sensomotorische Entwicklung. Dazu gehören:

- Stellungssinn: Erspüren der Stellung der Gelenke zueinander, damit Bewegungsabläufe auch mit geschlossenen Augen oder automatisiert umgesetzt werden können
- Bewegungssinn: um Geschwindigkeit sowie die exakte Position der Bewegung einzuordnen
- Kraftsinn: das Erspüren, wie viel Kraft eine Bewegung erfordert; Zeichnen erfordert z. B. sehr wenig Muskelkraft
- Spannungssinn: Erfahrungen der Spannung der Muskulatur für gezieltes Entspannen oder Anspannen

Im sogenannten Urknäuel wird die erste Bewegungsspur aufs Blatt gebracht. Ein Kind beginnt, unabhängig von der Entwicklungsstufe, die seinem Alter entspricht, mit dem Zeichnen von Urformen. Ein kleines Kind wird viel länger bei einer altersmäßig entsprechenden Form, wie dem Kritzelknäuel, verweilen als ein Kind, das mit vier Jahren zum ersten Mal zeichnet. Durch die Bewegungen des ganzen Unterarms ohne Absetzen des Stiftes resultiert ein grobmotorisches „Schwingkritzeln". Das Kind entdeckt teilweise durch heftiges Ausprobieren die Technik, der Stift wird von oben geradezu auf das Papier gehauen (Abb. 2.1).

Nach und nach geht die Kritzelei in eine drehende Bewegung über („Kreiskritzeln"). Die Bewegung ist im Vordergrund der Wahrnehmung. Der Körper zeigt visualisiert am Blatt noch keine Grenze oder Richtung. Sobald der Körper eine Richtung entwickelt, die grobmotorische Bewegung sich weiterentwickelt, zeigt sich eine Veränderung im Kritzeln – aus dem Urknäuel entsteht eine kreisende Linienführung ohne Anfang und Ende, mit Ewigkeits-Charakter. In diesem Spiralmalen zeigt sich die in sich geschlossene Wahrnehmung des Kindes, eine neue Bewegungserfahrung am Blatt. Es zeigt das unmittelbare Erleben der Fülle seiner Sinneseindrücke und in der Spirale verdeutlicht sich zugleich eine Verbundenheit. Das ist beobachtbar in monatelangem Malen dieser Spiralen, die es mit immer wieder neuen Kombinationen produziert.

Die Kontrolle der Linienführung nimmt zu und feinmotorische Züge entstehen. Im „Schreibkritzeln" sind dann bereits Hand- und Fingergelenke mitbeteiligt.

Plötzlich bedeutet die Kritzelei etwas für das Kind und der Stift wird mit einer Darstellungsabsicht in eine bestimmte Richtung bewegt. Bei diesem „sinnunterlegten Kritzeln" besteht bereits eine Beziehung zwischen einem Gegenstand aus der Umwelt und dem gesetzten grafischen Zeichen. Die Kritzelphase kann sehr gut mit den Meilensteinen der Bewegung im ersten Lebensjahr verglichen wer-

## 2.1 Kritzelphase – zufälliger Realismus

**Abb. 2.1** „Hiebkritzeln".
(Eigene Darstellung)

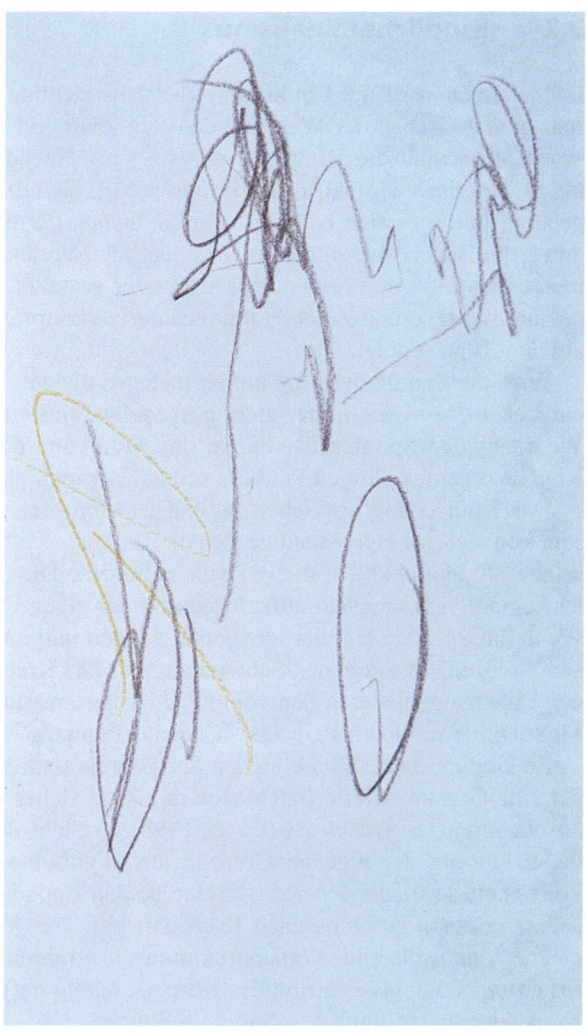

den. Zuerst strampelt das Kind in Massenbewegungen bei diversen Reizen oder Impulsen, weil noch keine gezielte Ansteuerung möglich ist. Den Motoneuronen fehlt noch die wichtige Myelinschicht, die den Gehirnimpuls für eine Bewegung erst gerichtet in die Peripherie bringt. Dies gelingt von cranial nach caudal und von proximal nach distal, auf den Arm und das Kritzeln bezogen zuerst also eine Ansteuerung der Schulter, dann des Ellbogens, dann erst des Handgelenks und der Fingergelenke. In der immer ausgereifteren motorischen Entwicklung wird Grobmotorik zu Feinmotorik, im Nacheinander und Aufbau ähnlich den kritzelnden Stiftbewegungen.

## 2.2 Kindlicher Realismus

Im Zeichnen wird die Entdeckung des Ichs sichtbar gemacht. Die Kinder differenzieren zwischen der Welt und dem Ich, dem Außen und Innen und die Kinder sehen allmählich die Dinge so, wie sie sind. Nachdem das Kind das Ich-Erlebnis zeichnerisch zum Ausdruck bringt, schärft sich die Wahrnehmung für die Umgebung, in der es sich befindet. Die kindlichen Formen der Kritzelphase erfahren durch die Bewusstwerdung des Ichs deutliche Veränderungen. Bilder werden vermehrt illustrativ und ornamental bewusster gestaltet, indem die Kinder ihnen bekannte Symbole und Zeichen miteinander verknüpfen und kombinieren und diese auf dem Blatt ordnen.

Wird die Spiralbewegung immer mehr verdichtet, kann sie sich zu einem Punkt entwickeln, wird sie immer mehr ausgedehnt, entsteht ganz leicht eine Kreisform. Wenn aus den Spiralen der Punkt, das Kreuz und der Kreis hervorgehen, ist das Kind an einem wichtigen Punkt in seiner Entwicklung angekommen.

Das Kind erlangt zwischen 18 und 24 Monaten zum ersten Mal ein Bewusstsein von sich als eigenständige Person. Es sagt „Ich" zu sich selbst und hat damit seinen „Standpunkt" in dieser Welt gefunden. Die Verbundenheit mit der Mutter beginnt sich langsam aufzulösen und der eigene Wille wird deutlich bewusst. Wenn die Spiralen länglich verdichtet werden und mehr Schwung bekommen und sich kreuzen, ist ein erstes Schwungkreuz bzw. Kreuz zu erkennen. Die kreuzenden Linien signalisieren den vom Kind in diesem Alter empfundenen Mittelpunkt. Mehr Dinge werden als „meins" bezeichnet und die Trotzphase beginnt.

Zu Beginn dieser Phase stehen der Urkreis und das Urkreuz. Sobald der Körper eine Grenze erfährt, indem sich das Kind sicher ist, dass es ein von der Mutter abgegrenztes Wesen ist (Egger 1998), entsteht der Kreis. Der Urkreis drückt die Erfahrung der eigenen Grenzen aus. Typisches Erkennungsmerkmal dieser Zeichenphase ist der Ich-Kreis. Seine beiden Enden sind miteinander verbunden, sodass er einen geschlossenen Kreis darstellt. Das Kind wird immer mutiger, die eigene Innenwelt und Körperstrukturen zu erfahren. Eine dieser grundlegenden Erfahrungen ist das Zentrum des Körpers, häufig dargestellt durch einen Punkt im Kreis oder später durch den Nabel im Bauch.

Das Urkreuz bildet die Grundlage der Orientierung im Körper und im Raum, ein Oben und Unten, ein Rechts und Links wird erfahren und grafisch dargestellt. Die Überkreuzung zeigt einen zusätzlichen Entwicklungsschritt an, die beiden Gehirnhälften arbeiten mehr und mehr zusammen und wichtige Überkreuzbewegungen im Körper ermöglichen bimanuelles Arbeiten.

Der Strich, der jede Extension darstellt, und der (im besten Fall) geschlossene Bogen für das Volumen, das sich zum menschlichen Körper entwickelt, sind nächste wichtige Gestaltungselemente. Der Körper hat sich selber schon gut kennengelernt und streckt die scheinbar visualisierten Fühler in alle Richtungen aus. Dies sind Anzeichen für die deutlichere Wahrnehmung des Kindes, dass es die anderen gibt, mit denen es in Kontakt treten will. Jetzt benutzt das Kind auch das Wort „deins", erkennt dessen Bedeutung und nimmt damit gezielt Kontakt zu den anderen auf. Das zeigt sich im Spiel der Kinder. Sie können sich nach der lan-

## 2.2 Kindlicher Realismus

gen Phase des allein und Parallelspielens nun auf den anderen Spielpartner immer besser einstellen. Eine unorientierte Tastfigur (Egger 1998) stellt nun den Kreis mit Strichen in alle Richtungen dar, vergleichbar mit einer Sonne. Werden die Striche schließlich gezielter im Raum angeordnet, fehlt nicht mehr viel für die Kombination der Urformen und ein erster Kopffüßler entsteht – das erste ausgeprägte Bild des Menschen. Den Kopffüßler findet man auch in der afrikanischen Stammeskunst, in der freien angewandten Kunst, in Werbung und Cartoons wieder. Bei Kindern wird das Wesentliche aus Erfahrung gemalt, bei modernen Künstlern ist das reduzierte Darstellen des Wesentlichen mehr Abstraktion (Kraft 1986). Aus einem Kreis, der Kopf und Bauch zugleich ist, wachsen links und rechts, oben und unten Striche heraus, die für Arme und Beine stehen (Abb. 2.2). Diese Gestalt differenziert sich nun immer mehr, bis sich schließlich ein Bauch oder ein Hals bildet.

Es geht dabei nicht um die Kopie einer realen Gestalt, sondern um eine Wiedergabe von Personen und Gegenständen nach der Wichtigkeit für das kindliche Erleben.

Es folgt in der Zeichnungsentwicklung die Gesamtfigur mit Kopf, Körper und Gliedmaßen. Neben den vorhandenen Formen des Kreises (Kopf, Bauch) und der Linien (Arme, Beine) kommen nun zwei senkrechte Linien, die mit waagerechten Linien verbunden werden. Das Kind erobert sich damit das Viereck. Viele Kinder

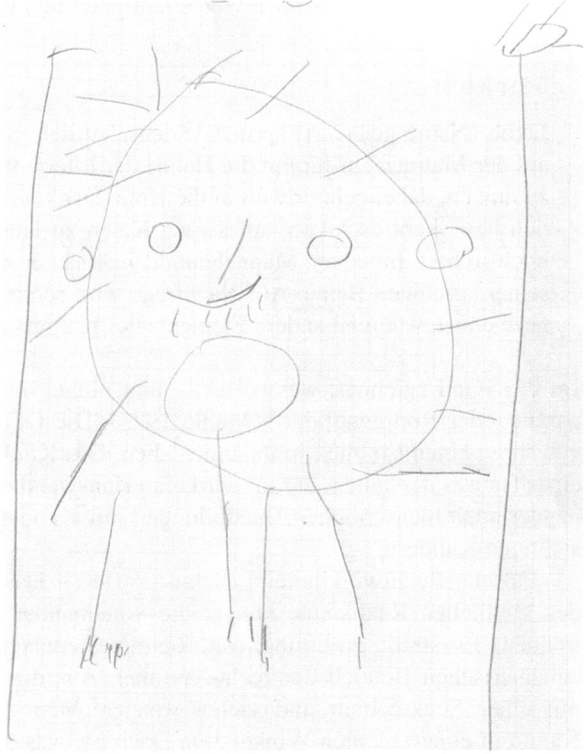

**Abb. 2.2** Kopffüßler, Sarah, 8 Jahre, Entwicklungsverzögerung. (Mit freundlicher Genehmigung der Patientin)

zeichnen den Körper der Figur in Form einer Leiter. Es werden auch Querstriche in Kreise oder einfach Leitern ins Bild gemalt, ohne dass das Kind dieses Objekt als Leiter bezeichnen würde. Die Aufmerksamkeit des Kindes liegt jetzt also auch auf der Mitte, auf dem Körper, der jetzt bewusster eingesetzt wird. Das Kind konzentriert sich beim Laufen, Hüpfen, Klettern, Springen und Fahrradfahren stark auf seinen Körper.

Dargestellt wird eine empfundene Realität. Die Bildsprache des Kindes beruht auf seiner individuellen Vorstellung der Wirklichkeit, die v. a. im Kleinkindalter nicht nur von der optischen, sondern auch von der taktil-kinästhetischen Erlebniswelt geprägt ist. Die ersten Zeichnungen des Kindes sind sowohl Ausdruck seines psychisch-physischen Zustandes im Moment als auch Ausdruck und Erinnerung an seine Vergangenheit (Egger 1998). In dieser Phase zeigen sich einige Besonderheiten der Kinderzeichnung:

Alles Wichtige wird groß gezeichnet, das für das Kind Nebensächliche klein. Solche Übertreibungen und Disproportionen kommen auch durch Schwierigkeiten der grafischen Bewältigung zustande, mehr noch durch die Wertigkeit, mit der das Kind verschiedene Personen, Dinge oder Körperteile belegt.

Möglicherweise werden wichtige Teile weggelassen, dies geschieht meist wegen der unvollständigen Wahrnehmung. In Gesichtern fehlt z. B. oft die Nase, während die erlebnismäßig wichtigeren Augen und der Mund vorhanden sind. Bei vielen Kinderzeichnungen markiert ein Punkt oder ein Kreis die Mitte des Körperbildes, der Nabel hat hier noch viel Wichtigkeit und wird dargestellt.

**Beispiel**

Jakob (Name geändert) springt leidenschaftlich gerne auf dem Trampolin oder auf der Matratze, er nimmt die Hände der Eltern, um jede Chance des Springens zu nutzen, dabei geht er weit in die Knie. Das Landen ist noch nicht sicher möglich bzw. liebt es Jakob, auf seinen Knien zu landen, sei der Untergrund auch noch so hart. Im ersten Männchenbild zeichnet er zwei große Kreise in die Mitte seiner strichigen Beine. Auf Nachfrage wird schnell klar: Er hat seine Knie eingezeichnet, während andere Elemente des Körpers nicht dargestellt wurden. ◄

Da das Kind zeichnet, was es weiß, und nicht, was es sieht, entstehen „Transparent- oder Röntgenbilder" (Mühle 1975). Die Objekte werden transparent und gewähren einen Einblick in ihr Innenleben. Das Kind möchte das Innenleben z. B. eines Hauses darstellen, darum wird eine Hauswand einfach durchsichtig. Man begegnet auch menschlichen Darstellungen mit Knödeln im Bauch oder mit durchsichtigen Kleidern.

„Falsche Rechtwinkligkeit" (Schuster 1987): Das Kind versucht in der Phase des kindlichen Realismus, Dinge, die voneinander abstehen, möglichst klar zu trennen. Es strebt größtmögliche Richtungsunterscheidung an und dies ist im zeichnerischen Bereich der rechte Winkel. Aus diesem Grund entstehen Bäume mit einer Senkrechten und vielen waagerechten Ästen. Daher steht auch der Kamin in einem rechten Winkel zum Dach ab, was eher „schief" erscheint. Hinzu

## 2.2 Kindlicher Realismus

kommt, dass die Diagonale mit der eigenen sensomotorischen Fähigkeit, die Mitte zu überkreuzen, in Zusammenhang steht und erst Schritt für Schritt umgesetzt werden kann.

Die menschliche Figur entwickelt sich immer weiter, es werden bereits Geschlechtsunterschiede, wie z. B. die Länge der Haare, hinzugefügt. Kleider setzen sich aus Dreiecken, Quadraten und Rechtecken zusammen und besitzen verschiedene Attribute. Die Gruppenorientierung rückt immer stärker in den Vordergrund und stellt einen wichtigen Entwicklungsschritt dar. In dieser Phase bilden die Kinder ihre eigene Identität und ein Wir-Gefühl. Es werden auch Tiere, Pflanzen und Fahrzeuge aus einzelnen klaren Formen zusammengesetzt.

Dem Inhalt nach zeigen sich in den ersten Zeichnungen Einzeldarstellungen von nicht zusammengehörigen Objekten. Sehr bald darauf wird aber Zusammengehöriges in einer Zeichnung vereint (z. B. ein Haus mit Baum, Wiese und Blumen). Schließlich kommt es zur Darstellung von Situationen und Szenen, in denen die Personen in Beziehung zueinanderstehen (Abb. 2.3).

In diesen sogenannten Situationsbildern zeigen sich auch die ersten Profilansichten und Differenzierungen der Menschen in Ausdruck und Bewegung.

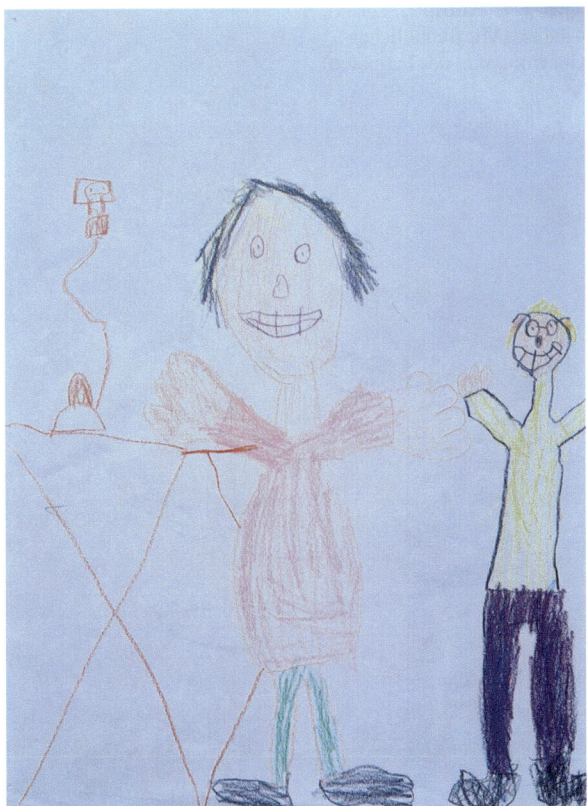

**Abb. 2.3** Situationsbild von Thomas, 6 Jahre: „Meine Mutter bügelt gerne." (Mit freundlicher Genehmigung des Patienten)

Beachtenswert sind die Mischformen in der Zeichenentwicklung, wenn die Profilansicht beispielsweise zwei Augen zeigt.

Sobald Dinge in Zusammenhang treten, muss auch der Bildraum organisiert werden.

Alles, was steht, läuft, fährt oder wächst, befindet sich auf dem Boden und wird am unteren Blattrand dargestellt. Häufig fügen Kinder auch einen langen Strich parallel zum Bildrand hinzu. Man spricht von „Standlinienbildern" (Mühle 1975). Oben wird der Himmel mit einer waagerechten Linie gekennzeichnet.

Der bewusste Einsatz von senkrechten und waagerechten Linien führt teilweise zu einem Kasten oder einem Rahmen, wo sich das Kind einen eigenen Raum baut. Eine Konsolidierung passiert, die Gestaltung findet nach einer Explorations- und Expansionsphase wieder zurück zum eigenen Selbst (Abb. 2.4).

▶ **Konsolidierung** Konsolidierung ist ein wichtiger neuropsychologischer Prozess im Lernen. Es beschreibt die Speicherung von Sinneswahrnehmungen im Gedächtnis. Nach der Informationsaufnahme werden Erfahrungen im Gehirn gespeichert, damit sie eingeordnet und später wieder abgerufen werden können.

**Abb. 2.4** Farbspiel, Gustav, 4 Jahre. (Mit freundlicher Genehmigung des Patienten)

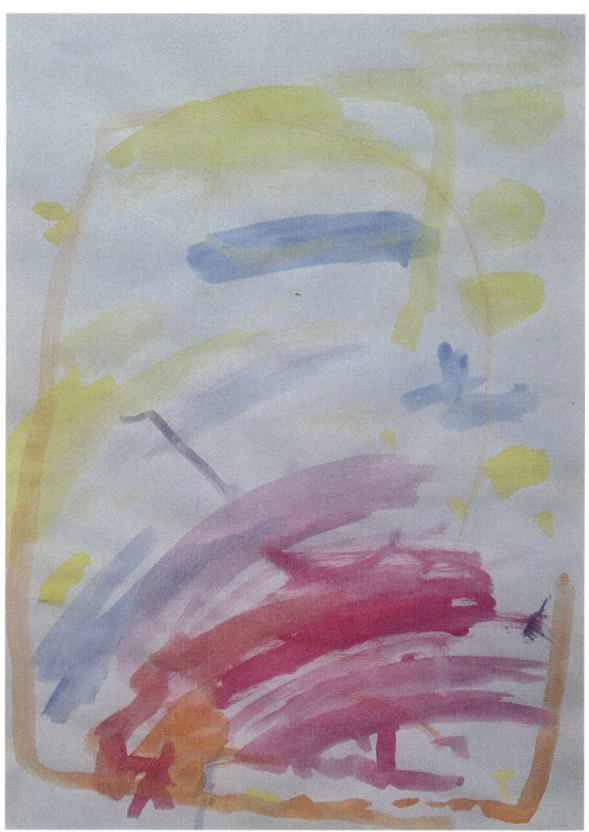

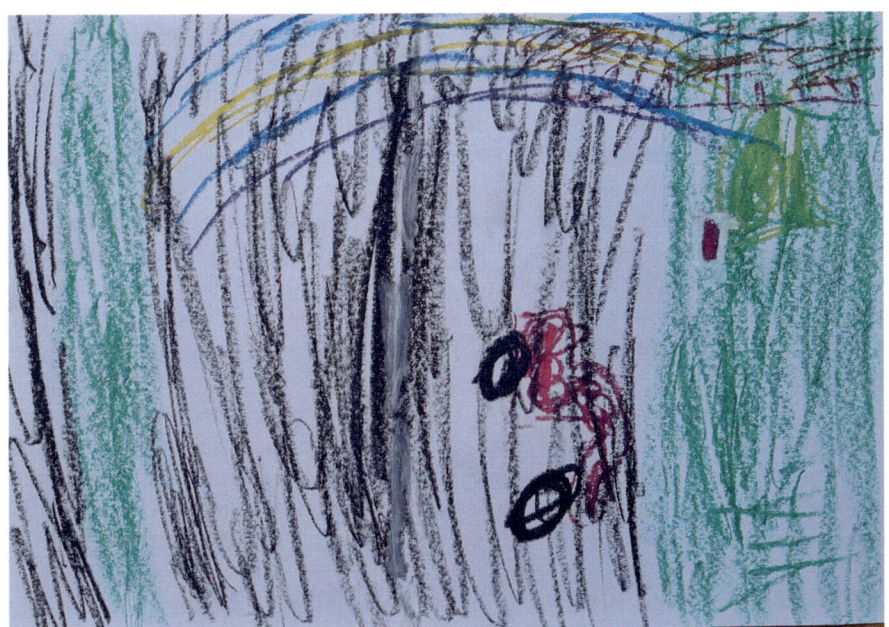

**Abb. 2.5** Klappbild, Daniela, 5 Jahre. (Mit freundlicher Genehmigung der Patientin)

Ein weiteres Darstellungsproblem wird durch die „Simultanperspektive" gelöst (Mühle 1975). Die kindliche Raumdarstellung ist eine Kombination aus Auf- und Grundriss, um die Dreidimensionalität zu bewältigen. Durch das Bestreben des Kindes, alles Vorhandene auch sichtbar zu machen, wird Hintereinanderliegendes in die Ebene umgeklappt oder übereinandergelagert, z.B. eine Straße, die als breites Band von unten nach oben am Blatt dargestellt wird, während Erwachsene sie fluchtpunktperspektivisch zeichnen. Das Blatt wird gedreht und die Seitenbegrenzung der Straße wird nun zur Standlinie für die Autos. Für den Gegenverkehr dreht das Kind die Zeichnung erneut. Da hier Autos ins Innere der Straße und evtl. Häuser auf die andere Seite geklappt werden, spricht man von „Klapp- oder Drehbildern" (Abb. 2.5). Ein weiteres Beispiel für diesen freien Umgang mit Perspektive sind nach vorne geklappte Seitenwände von Häusern.

## 2.3 Visueller Realismus

Die Entwicklung der vorfigurativen Phase in der Kindermalerei ist mit ungefähr sechs bis sieben Jahren abgeschlossen. Mehr und mehr wird das dargestellt, was man tatsächlich sieht, ohne intellektuelle Details hinzuzufügen. Ab einem Alter von acht oder neun Jahren kann ein Kind die Realität so darstellen, wie es sie sieht. Es hält sich dabei an die Perspektive und an die sichtbare Vorlage.

Vor dem visuellen Realismus wird der intellektuelle Realismus (von 4 bis 10 Jahren) beschrieben, ein Übergang in die Welt der Realität. Dabei zeigen sich zum Teil widersprüchliche zeichnerische Ergebnisse und topografische Reaktionen haben eine respektierte Disposition, kollidieren aber mit dem perspektivischen Raum. Gesichter werden im Profil dargestellt, wobei beide Augen auf der gleichen Seite stehen (wie die Zeichentrickfigur Peppa Wutz).

Im Alter von 8 oder 9 Jahren erwirbt das Kind die euklidischen Mechanismen und projektiven Beziehungen zu Größe und Form. Es gelingt, neue Räume zu schaffen, die etwas deformiert sind, wie ein Fußballfeld von oben gesehen. In dieser Zeit der topologischen Beziehung hat das Haus eine große Bedeutung für Darstellungen in der Kindheit. Es ist eine Erweiterung des Körpers und der Persönlichkeit des Kindes.

▶ **Euklidisch** Euklidisch kommt als Begriff vornehmlich in der Mathematik und Musiktheorie vor und geht auf den griechischen Mathematiker Euklid von Alexandria zurück. Die euklidische Geometrie beschreibt die anschauliche Geometrie des Zwei- oder Dreidimensionalen.

Die Eigenschaften und Besonderheiten des kindlichen Realismus verschwinden nun aber vollständig. Das Kind behält das Verhältnis der Dimensionen mehr und mehr bei und mit dieser Zeit verlieren Kinderzeichnungen ihr kindliches Aussehen. Ab einem Alter von ca. neun Jahren wird z. B. beim Zeichnen eines Tisches auch die 3. Dimension berücksichtigt (Schuster 1987). Erst wird der Tisch als Rechteck mit zwei langen Beinen vorne und zwei kürzeren Beinen hinten dargestellt und Gegenstände auf dem Tisch werden in dieses Rechteck gesetzt. Schließlich wird die Tischplatte als Standlinie genutzt und in der weiteren Entwicklung entsteht ein Parallelogramm als Tischfläche mit noch realistischerer Anordnung der Gegenstände darauf. Das Kind achtet auf bessere Proportionierung und perspektivische Darstellung, und versucht, Bewegungszusammenhänge zu erfassen. In dieser Phase entstehen bereits wirklichkeitsnahe Darstellungen. Die Subjektivität nimmt ab, es wird keine Röntgentechnik mehr angewendet, dafür werden die Formen, Größenverhältnisse und Farben realistischer. Die rechte und die linke Seite der gezeichneten Figuren werden unterschieden.

Am Ende der Kindheit, zu Beginn des Jugendalters, werden die gewählten Themen vielfältiger. Der/die Heranwachsende übernimmt Themen aus Literatur, Film und traditioneller oder zeitgenössischer Kunst. Das Bild wird zunehmend naturalistisch. Das Kind denkt logisch und ist in dieser Phase nicht mehr von unmittelbaren Wahrnehmungen beherrscht. Es gelingt, Produkte auch kritisch zu betrachten und Hypothesen zu erwägen. Das Kind kann über Ideen, nicht nur über konkrete Aspekte einer Situation nachdenken, und all das wird auch in den Zeichnungen dargestellt.

Viele Kinder beginnen allerdings auch, ihr Interesse am Zeichnen zu verlieren, da sie erkennen, dass ihre Zeichnungen nie vollkommen realistisch aussehen werden. Andere wiederum bleiben in der Gestaltung auf einem kindlichen Niveau.

Die Diskrepanz zwischen Erscheinung der Dinge und den Möglichkeiten, diese realistisch wiederzugeben, fordert zur Selbstkritik heraus und lässt Gefühle der Unzulänglichkeit entstehen. Der/die Jugendliche kann auch ästhetische Qualitäten beurteilen und Mängel der eigenen Werke erkennen. Dies könnte sich der weiteren gestalterischen Betätigung hemmend entgegenstellen. Durch Abstraktion, Ersetzen von Bildteilen durch Symbole oder Worte kann diese Misere im Idealfall bewältigt werden.

Die Zeichnungen haben eine größere Repräsentation des Realen, obwohl sie immer noch Symbolkraft aufweisen. Allerdings nimmt die Selbstkritik einen größeren Stellenwert ein. Darüber hinaus ist das Kind in dieser letzten Phase detaillierter und nimmt sich auch als Mitglied einer Gesellschaft wahr. So beginnt es, seine Gedanken über die Welt zu erforschen. Durch die Zeichen, die in den Merkmalen, Formen, Elementen und Farben vorhanden sind, kann man den emotionalen Zustand und die Repräsentation des Ichs wahrnehmen und verstehen.

Natürlich entwickeln sich Menschen in ihren Zeichnungen qualitativ unterschiedlich, je nach Lern- und Lebensgeschichte, und werden sich, falls sie eine Auseinandersetzung mit ihren künstlerischen Fähigkeiten fortsetzen, kontinuierlich weiterentwickeln.

## Literatur

Egger B (1998) Bilder verstehen. Wahrnehmung und Entwicklung der bildnerischen Sprache. Bern, Zytglogge Verlag

Kraft H (1986) Grenzgänger zwischen Kunst und Psychiatrie. DuMont Verlag, Köln

Mühle G (1975) Entwicklungspsychologie des zeichnerischen Gestaltens. Springer, Wien/New York

Schuster M (1987) Die Psychologie der Kinderzeichnung. Springer, Wien/New York

# Die Geschichte der Bildnerei in der Psychiatrie 3

**Zusammenfassung**

In der Psychiatrie hat das Zeichnen und Malen genauso wie die Medizin historisch einen großen Wandel durchgemacht. Anfangs wenig Auseinandersetzung damit, später vorgeführt, verboten und schließlich als Ausdrucksmittel, als Kunst und als therapeutische Möglichkeit entdeckt. Für Patient*innen, Therapeut*innen und für die Forschung hat sich ein großes Feld der Ausdrucksmöglichkeiten gezeigt, das schrittweise verstanden werden kann.

Die Zeichnungen, Gemälde, Plastiken psychiatrischer Patient*innen fanden bis zu Beginn des 20. Jahrhunderts kaum Bedeutung, sie galten als bloße „Kuriosa" und schienen einer näheren Beschäftigung nicht wert.

Maßgebend hierfür war sowohl die Einstellung gegenüber psychischen Erkrankungen samt der Aussonderung dieser Patient*innen aus der Gesellschaft als auch das Verständnis von Kunst, welches weitgehend von der Idee der Klassik geprägt war. Das Leben und der Betätigungsdrang der psychisch kranken Menschen hatte nichts zu tun mit den herkömmlichen Gesellschafts- und Kunstvorstellungen in dieser Zeit. Sowohl Patient*innen als auch Kunst, die aus der Norm zu fallen schienen, wurden unter Verschluss gehalten.

Ende des 19. Jahrhunderts begann dann ein reges Interesse für Kinderzeichnungen. Man führte erste Längsschnittanalysen durch und erforschte die zeichnerische Entwicklung von der Kritzelei bis zu den ersten bildlichen Darstellungen, auch im interkulturellen Vergleich. Neben den Untersuchungen der Zeichnungen „verhaltensgestörter" Kinder wurden die bildnerischen Ausdrucksformen mit Malereien von „Primitiven" verglichen. Victor Löwenfeld in Österreich und Florence Cane in den USA waren Pionier*innen, die das große heilende Potenzial des Malens und Zeichnens mit Kindern erkannten. Durch Ähnlichkeiten mit Zeichnungen Erwachsener mit psychischen oder entwicklungsverzögerten Erkrankungen wurde das Forschungsgebiet schrittweise ausgedehnt.

Eine wissenschaftliche Aufarbeitung begann mit einzelnen Arbeiten um 1900, einige wenige Erwähnungen einer bildnerischen Tätigkeit von Geisteskranken gab es jedoch schon früher (Die Bildhandschrift des Opicinus de Caistris – 14. Jahrhundert). Den Beginn dieser Auseinandersetzung machten Privatsammlungen von Psychiatern, später folgten Analysen, Beschreibungen und Messungen. Kunsthistoriker waren lange Zeit nicht involviert.

| | |
|---|---|
| 1864 | Cesare Lombroso – Genie und Irrsinn |
| 1872 | Auguste Ambroise Tardieu – Schriften und Bilder |
| 1876 | P. Max Simon – „L'imagination dans la folie" |
| 1882 | Cesare Lombroso – „Genio e follia" |
| 1887 | C. Ricci „L'arte die Bambin" |
| 1906 | Fritz Mohr – diagnostische Möglichkeiten, Zeichentests |
| 1907 | Marcel Réja – spricht als Erster von „Kunst", er vergleicht Kinder und „Primitivkulturen" |
| 1914 | Hermann Rohrschach – untersuchte Zeichnungen eines schizophrenen Patienten |
| 1921 | Walter Morgenthaler – „Ein Geisteskranker als Künstler" |
| 1922 | Hans Prinzhorn – „Bildnerei der Geisteskranken", Vergleiche mit Bildwerken von Kindern, Primitiven und Kulturzeiten |
| 1950 | Forschungen, wie sich Einflüsse der medikamentösen Behandlung auf die Bildnerei der Patienten auswirken (z. B. minderten Medikamente die kreative Betätigung). |
| 1956 | Irene Jakab – „Zeichnungen und Gemälde der Geisteskranken", psychiatrische Analyse schizophrener Patienten |
| 1960 | Enke und Ohlmeier – Bewegungs-, Raum-, Form- und Farbbild |
| 1962 | Helmut Rennert – „Grammatik der schizophrenen Bildnerei" (Form und Inhalt) |
| 1965 | Leo Navratil – „Schizophrenie und Kunst" |
| 1967 | B. R. Suchenwirth – Disharmonien, „Abbau der graphischen Leistung" |
| 1970 | Maran – Man kann vom Bild nicht mit Sicherheit auf Urheber rückschließen |

Nach und nach wurden malende Patient*innen in psychiatrischen Kliniken näher beobachtet. Es begann mit der Möglichkeit für Patient*innen, Briefe an Angehörige, Freunde, Familie zu schreiben, doch anstatt einer schriftlichen Ausdrucksform befanden sich immer wieder Kritzelspuren auf den Blättern, die schrittweise eingeteilt und zugeordnet wurden. Als psychoanalytische Theorien immer mehr zur Grundlage im klinischen Bereich wurden, beeinflussten sie zunehmend die Betrachtungsweise der Bilder von psychiatrischen Patient*innen. Einerseits fanden diese Erzeugnisse schon früh Verwendung als diagnostisches Material, andererseits wurden sie als Kunst deklariert. Bilder und Plastiken psychisch Kranker spiegeln sehr wohl Zeitgeschichtliches wieder, wie den Wandel der Kliniken, Wiedereingliederung der Patient*innen, Weiterentwicklung der Psychiatrie, Unterbringungssituationen und

## 3 Die Geschichte der Bildnerei in der Psychiatrie

Einflüsse durch medikamentöse Behandlung. Hans Prinzhorn, geboren 1886, war Mediziner und Kunsthistoriker. Er wurde 1919 nach Heidelberg an die Psychiatrische Universitätsklinik berufen, um sich dort den bereits gesammelte Werke von Anstaltspatient*innen anzunehmen. Zu einem Großteil umfassten die Sammlungen aus den Kliniken Bilder von Kranken, die der Schizophrenie-Gruppe angehörten (75 % bei der Heidelberger Sammlung). Die restlichen (25 %) verteilten sich auf manisch-depressive Krankheitsbilder, Psychopathien, Imbezillität, Epilepsie und andere. Großteils waren es Bilder von männlichen Patienten.

▶ **Definition**
Imbezillität ist ein nicht mehr gebräuchlicher Ausdruck für eine mittelgradige geistige Behinderung mit einem Intelligenzquotienten zwischen 20 und 49.

Auch die Bezeichnungen der psychiatrischen Erkrankungen haben sich über die Jahrzehnte und diverse Reformen in Namen und Einordnung verändert. Zum Beispiel ist Epilepsie heute keine psychische Krankheit, aber Epilepsie und psychische Krankheiten (z. B. Depressionen oder Angststörungen) treten teilweise gemeinsam auf.

Begriffe wie Autismus und Introversion haben einen ähnlichen Wandel durchgemacht.

Zu einem gewissen Anteil erzählt die Geschichte der Sammlungen aus psychiatrischen Kliniken auch die Geschichte der NS-Euthanasie, denn viele der Patient*innen wurden ermordet. Zudem wurde deren Kunst auch als „entartet" diffamiert und zum Teil ausgestellt. Die Werke aus verschiedenen Sammlungen gingen zum Teil an die Wanderausstellung „Entartete Kunst", dort werden sie als pathologisches Vergleichsmaterial zur Kunst der Moderne missbraucht. Nach dem Krieg erst vergessen, dann wiederentdeckt, werden die Sammlungen in nationalen und internationalen Ausstellungen bekannter. Die Sammlung Prinzhorn wächst seit den 1980er-Jahren erneut (mittlerweile ca. 40.000 Werke) und erhält 2001 ein eigenes Museumsgebäude, einen umgebauten alten Hörsaal der Neurologie auf dem Gelände des alten Universitätsklinikums in Heidelberg.

Die Sammlungen fanden großen Anklang bei Künstler*innen. Manche Künstler*innen aus der Psychiatrie haben direkten Einfluss auf Max Ernst und den Surrealismus. Weniger ernst genommen wurden sie von der Psychiatrie und Öffentlichkeit, dies begann erst ab 1945. Zu dieser Zeit sammelte auch Jean Dubuffet (französischer Künstler, 1901–1985) seine ersten Werke von den sogenannten „Irregulären". Er sah genauso wenig eine Kunst der Geisteskranken wie eine der Magenkranken oder Kniekranken und prägte den Begriff „Art brut". Brut kommt aus dem Französischen und heißt so viel wie roh, rudimentär, aber auch unverfälscht. Dies ist eine Kunstrichtung, die in Amerika auch „Outsider-Kunst" genannt wird. Dubuffet meint, künstlerisches Schaffen hätte immer etwas mit Wahn und Manie zu tun und sei nie normal. Er ist der Überzeugung, zur Art brut bedarf es keines speziellen Talents, sondern des Wegfalls der kulturellen Konditionierung – jede/r hat die Fähigkeit. Art brut sei eine „unverbildete" Kunst, sie entsteht spontan und frei von akademischer Prägung und gängigen Trends.

Im frühen 20. Jahrhundert wurden erste Malateliers eröffnet, die von den Patient*innen zum freien Malen genutzt werden konnten. Nach dem 2. Weltkrieg gingen dann in Europa und den USA erste kunsttherapeutische Modelle hervor (Pionierinnen: Margaret Naumburg, Edith Kramer). Mit der Zeit differenzierte sich ein antroposophischer Ansatz, ein ausdrucks- und erlebnisorientierter Ansatz und ein analytischer, tiefenpsychologischer Ansatz. Auch an Schulen wurde und wird Kunst als diagnostisches und therapeutisches Hilfsmittel eingesetzt.

▶ Die anthroposophische Kunsttherapie bezieht sich auf die Menschenkunde Rudolf Steiners. Sie unterstützt und aktiviert die schöpferischen Potenziale des Menschen zu innerem Wachstum und Selbstregulation, ressourcenorientierter Stabilisierung und Neuorientierung.

Man befasste sich immer näher mit den Bildnereien der Patient*innen, die bald auch in Kunstgalerien und Museen zu sehen waren.

Geschichtlich vollzog sich ein Wandel von großteils spontanen, selbstmotivierten bildnerischen Äußerungen der Patient*innen zu teilweise fremdmotivierten bildnerischen Tätigkeiten. Vor allem die Krankenhausstruktur und das therapeutische Angebot (Beschäftigungstherapie, Musik- und Kunsttherapie sowie Ergotherapie) waren stets im Begriff sich zu verändern.

Geisteskrankheit veranlasst niemanden ohne konstitutionelle Bereitschaft zum Gestalten. Dass ein/e Künstler*in im Zustand einer Psychose tätig werden kann, ist unbestritten. Ebenso ist es möglich, dass ein/e Künstler*in psychisch erkrankt und seine/ihre Arbeit dadurch einen radikalen Wandel in Sujet und Ausdruck erfährt. Ca. 2 % der psychiatrischen Patient*innen beginnen spontan zu zeichnen und zu malen, die Verhältnisse sind aber generell wie beim Nicht-Kranken (Kraft 1986).

Mittlerweile verändert sich der Kontext, in welchem Rahmen das bildnerische Gestalten in der Psychiatrie vorkommt und welche therapeutische Bedeutung dem Zeichnen und Malen in der Psychiatrie beigemessen wird. Art brut wird als Sammelbegriff verwendet, nicht nur für die Bildwerke von psychisch Kranken oder geistig behinderten Menschen, sondern auch für autodidaktische rohe Kunstformen. In manchen Kunstwerkstätten, die zum Teil therapeutisch, aber auch künstlerisch begleitet werden, liegt der Fokus auf der bildnerischen Ausdrucksform. Heute wie damals entstehen in den Einrichtungen wahre Meisterwerke und manche Künstler*innenkarrieren beginnen in der Psychiatrie. Die sogenannte Outsider-Art ist inzwischen eine feste Größe auf dem Kunstmarkt. Dabei steht nicht mehr die Erkrankung im Vordergrund, auch wenn sie nicht selten treibende Kraft hinter dem Schaffen ist.

Offene Ateliers von Menschen mit psychischen Beeinträchtigungen sind sehr beliebt. Kunst und Kultur bietet Menschen mit psycho-sozialen Themen die Möglichkeit, sich kreativ und künstlerisch ausdrücken zu können, und verbessert die psycho-soziale Gesundheit. Klient*innen erlangen dadurch Stabilität im Alltag und die Möglichkeit, mit anderen Menschen in Kontakte zu kommen.

## 3 Die Geschichte der Bildnerei in der Psychiatrie

In Gugging in der Nähe von Klosterneuburg wurde von dem österreichischen Psychiater Leo Navratil eine kunstpsychotherapeutische Richtung geprägt, seine Arbeit in der NÖ Landesnervenklinik Ost förderte Künstler*innen in der Psychiatrie in ihrem Schaffenswerk. Mit Ende der Klinik 2007 wurde schließlich am selben Standort das Museum Gugging und die Galerie Gugging von dem Psychiater und Bildhauer Johann Feilacher gegründet und als Art-brut-Zentrum, aber auch Arbeitsstätte der sogenannten Gugginger Künstler*innen etabliert. Im Haus der Künstler*innen sind und waren zugleich psychiatrische Patient*innen und Künstler*innen wie Johann Hauser, Oswald Tschirtner, August Walla und Laila Bachtiar seit den 1970er-Jahren beheimatet und aktiv. Das Ausstellungshaus der Gugginger Künstler*innen zeigt ihre Werke am Ort des Entstehens und zählt zu den wichtigsten Art-brut-Ausstellungsorten. 1983 wird der Psychiater und Künstler Johann Feilacher Assistent von Leo Navratil, auf seine Initiative beginnen die Gugginger Künstler*innen die Außenfassade des Hauses zu bemalen. Im gleichen Jahr zieht der Künstler August Walla in das Haus und bemalt die Wände seines Zimmers mit Motiven seiner eigenen polytheistischen Philosophie. Im Mittelpunkt steht im „Haus der Künstler" mehr und mehr das künstlerische Talent der Bewohner*innen, nicht ihre Krankheit.

Fragt man nach der psychologischen Bedeutung einer Kritzelei, eines Musters oder bestimmter Formelemente, können drei Punkte benannt werden:

1. Auch ein einfaches „Gestrichel" ist eine Ausdrucksbewegung und somit Träger von Seelischem (Prinzhorn 1994).
2. Der Antrieb zu einer Zeichenbewegung ist ein Ausdrucksbedürfnis. Es beinhaltet motorische Entladungen genauso wie unwillkürliche oder reflektorische Bewegungen.
3. Zeichnen ist ein Betätigungsdrang, der als Grundbedürfnis gesehen werden kann.

Den benannten Betätigungsdrang haben Ergotherapeut*innen oder damals Beschäftigungstherapeut*innen immer wieder aufgegriffen und als heilsames Tun verstanden. Entsteht ein Antrieb hinsichtlich künstlerischen Ausdrucks bei den psychiatrischen Patient*innen, kommt die Ergotherapie mit ihren Ansätzen und Zielsetzungen genau richtig. Die Professionalisierung des Berufs der Ergotherapeut*innen hat eine detailliertere Aktivitätsanalyse und Zielsetzung mit sich gebracht, auch wenn der Ausgangspunkt der positiven Wirkung der Betätigung unumstritten ist. Vereinfacht gesagt soll die Ergotherapie Menschen dabei helfen, ihre täglichen Aktivitäten und Aufgaben besser zu bewältigen.

Das Ziel besteht darin, dass der/die Patient*in in möglichst vielen Lebensbereichen selbständiger und unabhängiger wird, und wenn es die Arbeitsintegration bzw. die Realisierung eines künstlerischen Ausdrucks, um Persönliches zu verarbeiten, betrifft, ist diese individuelle Thematik zu berücksichtigen.

## Literatur

Kraft H (1986) Grenzgänger zwischen Kunst und Psychiatrie. DuMont Verlag, Köln
Prinzhorn H (1994) Bildnerei der Geisteskranken. Springer-Verlag, Wien

# 4 Die Bedeutung des bildnerischen Gestaltens für die Ergotherapie

**Zusammenfassung**

Je nach Fachbereich in der Ergotherapie werden der Werkzeuggebrauch, Stifthaltung und sensomotorische, kognitive und sozio-emotionale Basisfähigkeiten für den alltäglichen Einsatz vorbereitet bzw. beübt. Dazu kommen unterschiedliche Methoden zum Einsatz, deren gezielte Anwendung den Weg in Richtung Selbständigkeit im Alltag unterstützen. Eine Methode, das bildnerische Gestalten, kann für viele Aspekte zielführend sein: Aktivierung, Entspannung, Selbst- und Fremdwahrnehmung wie auch motorische und organisatorische Förderfelder können damit bedient werden.

*„Nicht nur die Philosophie, auch die schönen Künste arbeiten im Grunde darauf hin, das Problem des Daseins zu lösen"*
(Arthur Schopenhauer)

Der Schwerpunkt der Ergotherapie liegt in der Betätigung des Menschen, der eine gesundheitsfördernde Wirkung zugeschrieben wird. In den verschiedenen Fachbereichen ermöglichen vielfältige Herangehensweisen, Methoden und Modelle individuell angepasste Therapieprozesse. So zielen manche Ansätze eher auf Funktion ab, andere auf Wahrnehmung oder auf weitere Kompetenzen v. a. in Bezug auf lebenspraktische Fertigkeiten und Selbständigkeit. Weitere Methoden widmen sich dem Ausdruck oder der Interaktion, treten also in Verbindung mit der Umwelt und den Mitmenschen. Auch wenn man dem Zeichnen und Malen wohl am ehesten die ausdruckszentrierte Herangehensweise nachsagen mag, zeigt das bildnerische Gestalten auch in den anderen eben beschriebenen Bereichen durchaus wichtige Komponenten. Punkte wie die Verbesserung der körperlichen Fähigkeiten (Motorik, Koordination und Beweglichkeit) und Verbesserung der Denkfähigkeit (Konzentration und Gedächtnis) können genauso im Fokus stehen wie eine stabile emotionale Verfassung und bessere soziale Fähigkeiten. Hinzu kommen gerade in der Psychiatrie, aber auch in anderen Fachbereichen die Erarbeitung einer angemessenen Selbst- und Fremdwahrnehmung.

Unabhängig vom Fachbereich werden in der Ergotherapie gemeinsam mit dem/der Patient*in Ziele formuliert, die einen Mehrwert in lebenspraktischen Belangen erreichen sollen. Darauf abgestimmt kommen Methoden zum Einsatz, deren Fülle und Fortbildungsmöglichkeiten gerade in der Ergotherapie sehr vielfältig sind. Man spricht von Bottom-up- und Top-down-Konzepten. Bottom-up besagt eine vorherige Basisarbeit, auf der aufbauend der weitere Therapieprozess stattfindet. Top-down hingegen geht vom Abstrakten, Übergeordneten schrittweise hin zum Konkreten, Speziellen, Untergeordneten. Es sind zwei verschiedene Denkrichtungen, um komplexe Sachverhalte zu verstehen, zu beschreiben, darzustellen.

Selbst in der Ausbildung zur Ergotherapie spielt das bildnerische Gestalten eine Rolle, auch wenn Praxisstunden im Vergleich zu theoretischen Aspekten im Laufe der letzten 20 Jahre vermehrt reduziert wurden.

In der Ergotherapie kommen verschiedene Modelle regelmäßig zum Einsatz, an denen sich auch gestalterische Methoden orientieren. Jedes Modell bietet einzigartige Perspektiven und verschiedene Herangehensweisen an therapeutische Aufgaben. Zu den bekanntesten Modellen zählen:

- Das kanadische Modell der Betätigung
- Das Model of Human Occupation (MOHO)
- Das Person-Environment-Occupation (PEO) Model

Ob nun betätigungsorientiert, klientenzentriert oder mehr verhaltenstherapeutisch in der Ergotherapie gearbeitet wird, bringt die Methode des bildnerischen Gestaltens in unterschiedliche Zusammenhänge. Das wesentliche Ziel bleibt aber das gleiche: die Lebensqualität und Selbständigkeit der Patient*innen zu verbessern.

Wird in der Pädiatrie von Grafomotorik und Feinmotorik gesprochen, werden Pinsel und Stift durchaus als funktionelle Trainingsgeräte eingesetzt, und zwar nicht als Trockentraining, sondern mit gezielten Schwungübungen und gestalterischen Anforderungen immer spezifischer, um das vorrangige Ziel, u. a. eine dynamische Stifthaltung, Überkreuzung der Körpermitte und eine leserliche Schrift, zu erreichen. Setzt der/die Therapeut*in noch früher in den Basisfähigkeiten an, könnte das Experimentieren mit Farbe und Materialien wie Rasierschaum, Badewannenfarben oder Fingerfarben empfohlen werden. Sehr früh beginnen Kinder, nicht nur ihren Emotionen oder Phantasien mit Zeichnen und Kritzeln Ausdruck zu verleihen, sie erkunden auch mit Schwung- und Hiebbewegungen ihre motorischen Fertigkeiten und spezialisieren sich immer mehr im sensomotorischen Bereich. Diese Entwicklung kann beim Zeichnen und Malen sehr gut beobachtet werden. Das Explorieren des Raums, Selbst- und Fremdwahrnehmung zeigen sich im gestalterischen Ausdruck, sei es in der kindlichen Entwicklung, aber auch in Bereichen der Regression, Intelligenzminderung oder im Einfluss durch medikamentöse Behandlung. Kinder, deren verbale Ausdrucksmöglichkeiten eingeschränkt sind, können mit dem Zeichnen und Malen eigene Empfindungen mitteilen, sich im Tun ausleben oder beruhigen.

# 4 Die Bedeutung des bildnerischen Gestaltens für die Ergotherapie

In der Pädiatrie ist die Zusammenarbeit mit pädagogischen Einrichtungen und Schulfertigkeiten ein wichtiger Bereich. Gerade bei schulischen Herausforderungen ist das Zeichnen und Malen ein nicht zu unterschätzender Förderbereich. Die Entwicklung bzw. flüssige Umsetzung einer Schreibschrift setzt ein gut entwickeltes Zeichnen voraus, denn es bedarf einer lockeren Schlaufbewegung und eines Verständnisses für Kreuze, geschlossene Kreise und Spiralen. Erst mit der Erarbeitung der Fertigkeiten einer Schreibschrift, die zuvor in Zierleisten, Spiralbewegungen, gezeichneten Schnecken usw. geübt wird, kann auch das Tempo für eine schnelle Mitschrift in diversen Lernbereichen erreicht werden. Ziel ist meist nicht, eine besonders schöne Schrift zu erarbeiten, sondern eine funktionale und für den Alltag brauchbare Schrift. Für Notizen, die man später wieder entziffern kann, für die Kompetenz, sich schnelle Notizen zu machen, die eine Selbstorganisation erleichtern. Im pädiatrischen Bereich oder vielmehr schulischen Setting sind ab einer gewissen Schulstufe auch komplexere räumlich-konstruktive Fertigkeiten erforderlich. Für einen Schrägriss oder eine Kurvendiskussion sind Basisfähigkeiten einer räumlichen Entwicklung in der Kinderzeichnung entscheidend.

Die Entwicklung räumlich-konstruktiver Fertigkeiten ist nicht unwesentlich am Erlernen des Schreibens, Rechnens und Lesens beteiligt. Beim Zeichnen und Malen folgt erst das Auge der Bewegung, schließlich aber die Handbewegung dem Auge. Beides ist erforderlich für eine gute Entwicklung der Koordination dieser beider Elemente, der Auge-Hand-Koordination. Das Reihen, Verbinden und Kombinieren dieser visuellen Eindrücke resultiert neben auditiven Fähigkeiten im Lesen. Eine erneute Verknüpfung mit den feinmotorischen Fähigkeiten ist ein Teilaspekt des Schreibens. Räumliche Beziehungen spielen in der Mathematik eine große Rolle – was kommt vorher, was nachher, was ist größer, was kleiner, bis zu Aufteilungen und Berechnungen von Flächen und Mengen.

Der Umgang mit einem Lineal oder mit einem Zirkel hat vielleicht nur mehr entfernt mit zeichnerischen Kompetenzen zu tun, dennoch kann in einem bildnerisch-gestalterischen Prozess der Umgang mit solchen Geräten Einsatz finden. Kindern kann mit Zeichentechniken wie Frottage oder Schablonen eine Möglichkeit geboten werden, bimanuelle Fertigkeiten und die Handhabe für geometrisches Zeichnen zu erlernen.

In der Pädiatrie geht es oftmals um Grenzen: die eigenen Grenzen zu erfahren, auszuloten und in der Interaktion mit dem Gegenüber, meistens den Eltern oder den Mitmenschen im Kindergarten oder in der Schule, zu erforschen. Grenzen zu erarbeiten, ist ein wichtiger Bereich in der Selbst- und Fremdwahrnehmung. Grenzerfahrungen bietet auch das Malen und Zeichnen an, indem ein Blatt Papier eine Begrenzung aufweist. Je nach Technik können sich auch Grenzen von Gestaltungsmöglichkeiten auftun, deren Erarbeitung und Überwindung das Kind in der Entwicklung fördert. Die Dosierung ist ein häufiger Begleitbereich der Selbstwahrnehmung und zeigt sich in der Kraftausübung mit dem Stift auf dem Papier, manchmal aber auch in der Kontaktaufnahme mit dem Gegenüber. Stempel und Drucktechniken lassen Kinder und Erwachsene viel über die eigene Kraftdosierung erfahren. Diese Erfahrungen aus dem Zeichnen, Malen und Druck können schließlich in anderen Lebensbereichen angepasst werden.

Handlungsplanung und Konzentration sind weitere Themen der Ergotherapie im pädiatrischen Bereich, beides kann bei gezielt angewendeten Zeichentechniken erprobt und ausgebaut werden. In den spielerischen, gestalterischen Bereichen ist das Konzentrationstraining oder die Aktivitätsanalyse oft weniger offensichtlich für den/die Patient*in, als wenn direkt an den Problembereichen, häufig im schulischen Setting, gearbeitet wird. Dennoch muss schließlich ein Übergang vom Probehandeln in die eigentlichen Alltagsthemen geschaffen werden.

Im pädiatrischen Bereich ist die Bereitschaft zu zeichnen und zu malen häufig gegeben, da sich Kinder ohnehin damit beschäftigen oder im Kindergarten und in der Schule viel ausmalen. Zeichnerische Techniken können daher sehr vielfältig in der Pädiatrie eingesetzt werden, wenn die Zielsetzung und Methode aufeinander abgestimmt werden.

Bei Kindern kann aber ebenso eine Unlust im Malen und Zeichnen vorherrschen, aus recht unterschiedlichen Gründen, die in der Ergotherapie Beachtung finden sollen. Ein wertfreier Raum sollte für das Gestalten des Kindes geschaffen werden und die Variabilität des Materials kann dabei einen neuen Zugang schaffen. Im Vorschulalter wird leider wird immer wieder auch Druck hinsichtlich einer „optimalen" Stifthaltung aufgebaut – ein Umstand, der bei manchen Kindern zu Ablehnung oder Verweigerung führen kann.

Im neurologischen und orthopädischen Bereich der Ergotherapie hat in vielen Rehabilitationseinrichtungen das Handwerk und das bildnerische Gestalten an Bedeutung verloren. Mal- und Kreativwerkstätten sind genauso wie Kufenwebstühle nur mehr selten in Neurorehabilitationszentren zu finden. Dennoch können im sensomotorischen Wahrnehmungsbereich der Extremitäten Farben und Pinsel ihren Beitrag leisten. Mund- und Fußmaler sind wohl ein gutes Beispiel für höchst adaptierte und angepasste neurofunktionelle Spezifizierung der Motorik. Aber auch viele Testsituationen für Hirnschädigungen und Raumwahrnehmungsproblematik greifen auf gestalterische Elemente zurück (siehe dazu Abschn. 4.10). Räumlich-konstruktive Funktionsübungen, Hirnleistungstraining, sogar gezieltes Augentraining zieht das gestalterische Medium immer wieder als Hilfsmittel heran. Bei Neglect oder mangelnder Aufmerksamkeit können manche Techniken ein guter Türöffner sein. Es eignen sich Zahlenverbindebilder genauso wie Labyrinthe, um kognitive Fähigkeiten und räumliche Zusammenhänge zu beüben, bei mehr Motivation hinsichtlich bildnerischer Gestaltung eignen sich auch weitere Techniken.

Je nach Zielsetzung in den alltagsrelevanten Themen können kreativ-zeichnerische Aktivitäten das bimanuelle Agieren, aber auch Stabilisierung durch Arbeiten im Stehen (z. B. bei einer Staffelei) aufgreifen – beides Funktionen, die im Alltag in der Küche erforderlich sind. Weitere Aspekte, wie Umgang mit flüssigen Materialien, Reinigung und diverse Abläufe, zeigen ebenso Parallelen zwischen Malen und Haushalt.

Das Probehandeln im kreativen Bereich ist für viele Patient*innen eine gelungene Abwechslung und zum Teil auch genau der richtige entspannte Weg, neue Fertigkeiten zu erarbeiten. Viele Patient*innen in der Rehabilitation schätzen daran auch, dass Ergebnisse und fertige Werke als Resultat ihrer Therapiearbeit mit nach Hause genommen werden können. Einige entdecken dadurch sogar ihr kreatives Potenzial.

Um Orthopädie und Handchirurgie noch weiter zu betrachten, sind Zeichentechniken zum Teil hilfreich, um gewisse Hand- und Fingerfunktionen oder auch das Einüben von Schienenmechanismen zu üben. Griffverdickungen können bei rheumatischen Erkrankungen eine Hilfe sein, Alltag zu meistern, und die Anwendung und Handhabe solcher Adaptierungen können durchaus mit Pinsel, Spachtel, Griffel und mehr erarbeitet werden.

Gerade aber in der Psychiatrie zeigt sich ein breites Anwendungsfeld der gestalterischen Tätigkeiten, erfordert aber dennoch einen gezielten Einsatz, um ergotherapeutische Ziele zu erreichen. Je nachdem, ob die Selbstwahrnehmung oder soziale Kompetenz Themen der Therapie darstellen, ist das Setting entscheidend. Sind es eher Ausdauer, Frustrationstoleranz oder Ablenkbarkeit, die in der Ergotherapie bearbeitet werden, können viele Techniken angewendet werden, das Wissen um Wirkung und Materialeigenschaften hilft beim gezielten Einsatz. Es gibt Möglichkeiten im gestalterischen Bereich, die stabilisieren, aber auch kreatives Potenzial entfachen können, welche, die einen Blick nach innen oder Expression erlauben.

▶ **Expressionismus** Der Expressionismus (lat. expressio: ausdrücken, Ausdruck) ist eine Stilrichtung der Kunst im ausgehenden 19. Jahrhundert. Im Gegensatz zum Naturalismus geht es dem/der Künstler*in um den Ausdruck von Empfindungen und Gefühlen, dies wird vor allem im Bild nach außen transportiert.

In der Arbeitsintegration geht es neben den praktischen Aufgaben auch darum, angepasste Problemlösungsstrategien nicht nur in Konfliktsituationen, sondern in jeglichen Herausforderungen, die das Leben so mit sich bringt, zu entwickeln. Selbst in diesem Bereich kann über das grafische Betätigen ein Verständnis für gewisse Zusammenhänge und Problemlösungsstrategien erarbeitet werden. Wird beispielsweise ein Druck angefertigt, bedarf es neben der genauen Planung in der Anfertigung eines Druckstocks und den einzelnen Arbeitsschritten in gewisser Weise auch einen Perspektivwechsel, denn das vormalige Negativ wird als Positiv auf das Papier gebracht. Es gibt viele Techniken, die sowohl einzelne Planungselemente mit sich bringen, aber auch Teamarbeit erfordern, wie es eben in so manchen beruflichen Alltagssituationen auch der Fall ist.

Aufmerksamkeit, die Umsetzung von verbal angeleiteten Arbeitsaufträgen, Planung, selbständige Umsetzung, Genauigkeit und Ausdauer sind wohl in sehr vielen Fachbereichen der Ergotherapie gefragte Zielsetzungen. Es betrifft nicht nur die Arbeitsintegration.

Die Zielsetzung ist immer erforderlich, um Wirkungsweisen und Einsatzgebiete der gestalterischen Tätigkeiten miteinander sinnvoll zu verknüpfen. Nur so kann das Zeichnen und Malen als ergotherapeutische Technik auch erfolgreich eingesetzt werden.

## 4.1 Zentrifugale Wirkung

Vergleichbar mit der Handschrift ist das künstlerische Schaffen ein Ausdruck des inneren Menschen. Denn nicht nur über Worte, sondern auch durch Körperausdruck, Handlungen und eben durch das Gestalten lässt sich psychisches Erleben äußern. Kindern gelingt dies im Vergleich zu Erwachsenen meist noch spontan. Malen und Zeichnen bietet grundlegend eine Möglichkeit von vielen, inneres Erleben zu äußern. Auf diesem Weg können Klient*innen affektive Themen artikulieren und Konflikte, Ängste oder Wünsche auf kreative Weise zum Ausdruck bringen. Dabei besteht eine große Nähe zur Emotionalität, zur Eigenwahrnehmung und zum Unbewussten.

Die Angepasstheit sprachlicher Äußerungen steht sehr oft im Gegensatz zu Wünschen und Bedürfnissen und wir sind nicht fähig, in der Sprache ähnliche kreative Fähigkeiten wie im Gestalten zu entwickeln. Einige innere Erlebnisse, wie beispielsweise Träume oder Phantasien, tauchen zudem viel eher als Bilder auf als in Worten. So ist es nicht verwunderlich, dass Sachverhalte, Atmosphären und Stimmungen in Farbe und Form spürbarer und erlebnisnaher ausgedrückt werden können als mit Worten. Dabei sollte man wissen, dass Farbassoziationen im Gegensatz zur sprachgebundenen Assoziation über einen besonderen, gefühlsnahen Reichtum verfügen.

Erstens ist bekannt, dass die Gestaltung der inneren Zensur leichter entkommt als sprachlich Geäußertes und der therapeutische Prozess beschleunigt werden kann (Schottenloher 1989). Zweitens wird der bildnerische Ausdruck von den psychiatrischen Klient*innen auch als weniger bedrohlich erlebt als der verbale. So können untergründige Gefühle, aggressive und sexuelle Wünsche, Spannungen und Ängste in einem geschützten Rahmen enthüllt werden.

Indem nun Gedanken, Erfahrungen und innere Konflikte befreit werden aus Abhängigkeiten, Zwängen und Normen und sie in eine sichtbare Form gebracht werden, werden sie greifbarer. Ein Bild kann man schließlich tatsächlich an-greifen und Inhalte sind so besser zu be-greifen. Projiziert man also auf Papier, was einen ängstigt, so ist dies oft der erste Schritt zur Bewältigung (Haselbeck und Hinterschuber 1996).

Ermöglicht und ermutigt man als Therapeut*in den Ausdruck, dient dies zusätzlich der psychischen Entlastung, denn eine Affektabfuhr (über Motorik und Sensorik) ist „erlaubt". Verbotene Impulse wie Wut können gefahrlos sichtbar gemacht werden und der/die Klient*in kann psychische und emotionale Staus abreagieren. Dieser Spannungsausgleich kann therapeutisch genutzt werden.

Gibt sich der/die Klient*in der Gestaltung hin, kann er/sie alles um sich herum vergessen und eine erleichternde Distanzierung durch Entladung der Affekte erleben. So werden Emotionen und Spannungen auf der einen Seite über die Bewegung der Hände auf der anderen Seite im Kontakt mit adäquatem Material in bildhaften Ausdruck verwandelt. Das Gestalten kann folglich auch als Ersatzhandlung dienen, die Affekte in ungefährliche Bahnen zu lenken, ohne dabei ihre Gefühlswelt zu ändern (z. B. als Ventil für gespeicherten Zorn). Beginnt jemand, ein explodierendes Gefühl darzustellen, so kann daraus ebenso gut ein Ausagieren werden und aus einem anfänglichen Vulkan entsteht ein Mischmasch aus rot und schwarz.

Im Weiteren ist ein Bild oft ein Übergangsobjekt und erweist sich als Vermittler aggressiver oder libidinöser Inhalte.

Mit dem ausdruckszentrierten, zentrifugalen Arbeiten wird eine Basis geschaffen, die häufig eine Entspannung der derzeit aktiven emotionalen Prozesse mit sich bringt. So entstehen aus diesem Prozess eine gute Bestandsaufnahme und Möglichkeit, weitere Ziele zu definieren. Nicht nur einmalig hilft es, Spannung abzubauen, auch im therapeutischen Verlauf oder im Alltag kann diese Wirkung für den/die Patient*in strategisch genutzt werden.

Das sensomotorische Ausagieren gelingt im bildnerisch-gestalterischen Bereich sehr gut, da das Papier oder die Leinwand einen Rahmen bietet, eine Begrenzung, die ein Halten und Stoppen als Sicherheit anbietet. Es kann schon vorkommen, dass über die Grenze hinaus gearbeitet wird, dies kann ein wichtiger Beobachtungsbereich sein, wie sich der eigenen Halt und der Umgang mit Grenzen entwickelt.

Es gibt Materialien, die dem Körper, den Affekten und dem Ausdruck näher sind als andere. Fingerfarben werden direkter und eventuell affektiver auf das Papier gebracht, als es mit einem harten Bleistift der Fall sein kann.

Ein wichtiger Wegbegleiter des freien Ausdrucks im bildnerischen Gestalten ist Arno Stern (geboren 1924 in Kassel, gestorben 2024), der mit dem Malort einen Ort (mehrheitlich für Kinder) schuf, wo im Malen das Innerste nach außen gebracht werden kann, ohne Bewertung und abgesondert von der Öffentlichkeit. Im Malort hat viel mehr die eigentliche Betätigung Vorrang, es wird nicht als therapeutisches Mittel gesehen.

▶ In diesem Sinne können folgende Aspekte ergotherapeutisch relevant sein:
- Förderung der Ausdrucksfähigkeit
- Affektabfuhr
- Spannungsabbau
- Projektion (auf Papier)

## 4.2 Zentripedale Wirkung

Von der Wirkung des Ausdrucks kommt ein erneuter Eindruck zurück, der anregt und die Auseinandersetzung mit dem Thema weiter beeinflusst, sei es durch neue Assoziationen, Mut oder Enttäuschung. Auch kann der Ausdruck des/r einen für eine/n andere/n zum Eindruck werden.

Dieses Eindruckempfangen und Ausdruckgeben gehört zur lebendigen Auseinandersetzung mit sich und der Umwelt, Kreativität wird ja ebenso als ein Wechselspiel von Ein- und Ausdruck beschrieben.

Geht man davon aus, dass die Selbstwahrnehmung ein wesentlicher Grundbaustein für Veränderung und auch Interaktion mit der Umwelt und Mitmenschen ist, ist die Innenschau (zentripedale Wirkung) eine Basisfähigkeit, auf der viele weitere Entwicklungsziele aufbauen.

Durch die erneute Betrachtung des Gestalteten werden Gefühle reaktiviert und zugänglich, aber auch neue Empfindungen, Gedanken, Erinnerungen und Intuitionen können geweckt oder kennengelernt werden. Ergänzend kann der wahrgenommene Eindruck eines Bildes durch erneutes Ausdruckgeben korrigiert oder verstärkt werden, wenn der/die Gestaltende das Bedürfnis danach hat, weiterzuarbeiten. Dieses Wechselspiel kann einen ganzen Prozess des bildnerischen Gestaltens in der Ergotherapie in Gang setzen, es begleitet neben anderen therapeutischen Maßnahmen die Entwicklung.

Ein Bild führt oft dazu, ein neues Bild von sich zu gewinnen, eine Art Spiegelung der inneren Verhältnisse entsteht. Es ist wie eine Begegnung mit sich selbst, so wird es in der Kunstbetrachtung immer wieder formuliert, dabei muss ein Bild nicht einmal selbst gestaltet sein. Umso mehr ist die Introspektive eine besondere Reaktion auf eigens gestaltete Werke. Wünsche, Gefühle, persönliche Haltungen und Konflikte manifestieren sich im Bild. Manchmal kann das in der Therapiesituation durchaus zu einer für die Gestaltenden gerade notwendigen persönlichen Erkenntnis führen.

Im Prinzip geht es aber darum, mehr Bewusstheit für die innerpsychische Welt, mit allen Gefühlen, die sie auslöst, zu schaffen.

Selbstverständlich muss dieser Prozess, das Erkennen und Verarbeiten, teilweise auch begleitet werden, sollte es sich nicht um einen rein unbewussten Prozess handeln, denn Erkenntnis kann immer wieder auch zu neuen Herausforderungen im Erleben führen.

Neben der Spiegelung der bewussten und unbewussten Prozesse kann ein Bild auch Emotionsträger sein. Es führt zu einer symbolhaften Sprache über, die bei Betrachtung immer wieder auf bestimmte Stimmungslagen und Assoziationen verweist. Betrachtet man also ein Bild, das vor einem Monat entstanden ist, so fällt die Erinnerung an eine Stimmungslage von damals leichter.

Betrachtet man Eindruck und Ausdruck in ergotherapeutischer Hinsicht, zeigt sich auch Näheres über die Perspektive. Inwieweit ist der/die Klient*in fähig, die jetzige Stimmung und Situation mit dem Bild zu vergleichen? Ist ihm/ihr möglich, die Perspektive zu wechseln zwischen Gestalter und Betrachter?

▶ Zusammenfassend werden durch den Eindruck eines Bildes
- Assoziationen geweckt,
- Gefühle reaktiviert,
- innere Verhältnisse bewusst,
- Perspektiven gewechselt und
- Sichtweisen verändert.

## 4.3 Aktivierung

Die Aufgabe, eine leere Fläche mit eigenen Vorstellungen zu füllen, fordert leibliche und seelische Kräfte. Gefragt sind vielleicht schon vergessene Fähigkeiten und Aktivitäten. Natürlich ist es für manche Menschen ein großer Schritt, Stagnationszustände zu überwinden und in Bewegung zu kommen. Sobald der/die Klient*in aber aus der Passivität heraustritt und sich als aktiv Handelnder erlebt, können gesunde Ressourcen entdeckt und aktiviert werden. Es eröffnen sich Erinnerungen, Gefühle und Gedanken, aber auch neue kreative Gestaltungsmöglichkeiten. Brachliegende, gehemmte oder verdrängte Prozesse und Fähigkeiten werden angeregt oder neu entwickelt. Es gibt niederschwellige Methoden, eine schnelle Aktivierung ohne viel Anstrengung zu starten. Strategien für selbständige Aktivierung können sich daraus ergeben.

Einerseits die motivierende Kraft der Farbe, andererseits Anregungen durch das Material, alles trägt dazu bei, Phantasie und Kreativität zu wecken. Diese Selbstaktivierung mithilfe der schöpferischen Arbeit fördert nicht nur kreatives Potenzial, sondern auch Sensibilität, Spontaneität und Expressivität.

Sogenannte selbstheilende Kräfte werden mobilisiert und der/die Klient*in hat das Gefühl, selbst einen aktiven Anteil an der Behandlung zu tragen. Ein Ergebnis der eigenen Aktivität wird sichtbar im Bild, das entsteht. Defensivmechanismen können somit verhindert werden. Manche streben schließlich auch eine Entwicklung und Erweiterung ihres schöpferischen Potenzials an.

Als alleinige/r Verursacher*in der Werke wird jedoch nicht nur Aktivität, sondern auch Verantwortungsbewusstsein und Selbstwert erlebt. Bei depressiven Erkrankungen kann es dazu führen, dass Aktivitäten wieder aufgenommen werden, die in der Vergangenheit einmal wichtig waren bzw. Freude bereitet haben.

Grundsätzlich bietet die schöpferische Aktivität beim Zeichnen und Malen eine Bereicherung des linkshemisphärischen, sprachgebundenen, diskursiven Denkens (Keller 2001).

Aus einer Einseitigkeit heraus kann sich Vielseitigkeit entwickeln und können andere bzw. neue Herangehensweisen entstehen, beispielsweise könnte sich eine für die therapeutische Weiterbehandlung notwendige Bereitschaft zur Veränderung zeigen. Auch die Möglichkeit, Ausstellungen im (geschützten) Rahmen eines therapeutischen Prozesses zu organisieren, kann Ressourcen aktivieren und Motivation bzw. Ansporn mit sich bringen, v. a. wenn damit ein Schritt nach außen gemacht wird.

Der/die Klient*in soll nicht nur zur Ich-Aktivität finden, auch Erlebnisse und vergangene Affekte (die z. B. mit einem Traum verbunden sind) können hervorgerufen werden. Zeichnungen öffnen ja teilweise die Tür zu unbewussten Inhalten und im Gestalten wird das tiefere Wissen zugänglich. Benedetti meint: „Das Bild ist dem Unbewussten viel näher als das Wort." (Budjuhn 1992). Unbewusstes Material gelangt leichter ins Vorbewusste und so können neue psychodynamische Kräfte in Gang gesetzt werden. Wenn Träume fehlen, aber auch bei Neigung zur Intellektualisierung und bei Abwehr der Emotionalität kann spontaner gestalterischer Ausdruck in therapeutischer Hinsicht eingesetzt werden, um das Unbewusste zu befreien. Eine Mitteilung der Innenwelt an die Außenwelt wird somit möglich gemacht. Von psychoanalytischer Seite wird noch betont, dass sich Wege zu frühkindlichen (präverbalen) Entwicklungsstufen öffnen.

Je mehr eine Verbindung mit dem Material und mit der eigenen Sensorik eingegangen wird, desto mehr wird auch der Bezug zum eigenen Körper immanent. Die Wahrnehmung wechselt stark zwischen innen und außen und kann so neue Erkenntnisse der Selbstwahrnehmung mit sich bringen, sensorische Elemente können verarbeitet und integriert werden. Intensive sensorische Auseinandersetzung eröffnet neben Überempfindlichkeiten, Unterempfindlichkeiten oder einem Wechselspiel dieser zwei Bereiche tiefliegende, zum Teil regressive Elemente, die womöglich Verarbeitung bedürfen. Dabei ist es für Ergotherapeut*innen wissenswert, dass gerade beim Mischen und Klecksen von Farben, die immer mehr zu braun werden, auch anal-aggressive Affekte auftauchen können (Kramer 1975). Werden Gedanken und Problemlösungsstrategien mit verschiedenen Sinneskanälen (visuell, taktil-kinästhetisch) verknüpft, kann eine Verarbeitung im Zentralnervensystem unterstützt werden. Das Gehirn wird aktiviert, neue Synapsen werden gebildet.

Indem sich nun der Klient auf etwas Neues einlässt, verliert er die Angst davor und fest verankerte, krankmachende Strukturen werden gelockert.

Nicht zu vergessen ist, dass kreatives Tun mit Spaß und Vergnügen einhergeht und ein Glücksgefühl wie auch Motivation durch die eigenen niederschwelligen Leistungen entstehen kann. Oft wird es als lustvolles Tun ohne Leistungsanspruch beschrieben. Ergotherapie durch Entspannung und Spielfreude ermuntert den/die Klient*in zu selbständigem Erkennen und Lösen von Problemstellungen sowie zur eigenen Ideenentwicklung.

Eine kognitive Aktivierung ist der eigentliche Grund, warum wir etwas erlernen, daher wird auch der Lernerfolg stärker ausfallen, wenn eine intensivere kognitive Aktivierung stattfindet. Neben einem Auswendiglernen ist eine kognitive Aktivierung durch Gehirntraining eine bewusstere Auseinandersetzung mit Lerninhalten und kann so bessere Ergebnisse erzielen.

Die Ergotherapie baut häufig auf diese Erkenntnisse auf, vom Greifen zum Begreifen. Nicht das sich immer wieder Aufsagen eines Handlungsplanes oder einer Reihenfolge hat eine Verinnerlichung zur Folge, sondern das sich selbst Erarbeiten oder Probehandeln einer Aufgabe.

▶ In der Ergotherapie können verschiedene Ressourcen aktiviert werden:
- Eigeninitiative und Ich-Aktivität (Überwinden von Stagnationszuständen)
- Gesunde Ressourcen und neue Fähigkeiten
- Motivation
- Selbstheilende Kräfte
- Unbewusstes Material
- Vergnügen, Freude am Tun
- Kognitive Verknüpfungen

## 4.4 Prozesserleben

Das Therapeutische am Malen oder Zeichnen liegt nicht in der Leistung, im Ergebnis oder in der Suche nach künstlerischen Talenten, sondern vielmehr in dessen Vollzug. Der Weg soll das Ziel sein, ein Weg, in dem schöpferische Kraft und Erkenntnis erlebt werden kann.

Es entsteht ein optischer Dialog mit dem Material, mit der Umwelt und mit sich selbst. Ob es nun zu einer lustvoll erfahrenen Freiheit im Zeichenprozess kommt oder zu einer ausagierten Konfliktbewältigung, ist nicht zu prophezeien. Oft wird gerade das Kritzeln, Schmieren und Erforschen der Materialeigenschaften sehr positiv erlebt. Alleine schon die Gestaltung eines persönlichen Themas in entspannter, offener, aber auch sicherer Therapieatmosphäre regt das bildnerische Denken an. Manchen Klient*innen kann das sogar zu heilsamen, bildnerischen (präverbalen) Einsichten verhelfen. Für andere wiederum bietet der Gestaltungsprozess eine Substitution für die Realität, entweder in Form einer Konfrontation oder, indem man Probeläufe durchspielt, d. h. fiktive Antworten auf Situationen oder Fragen findet (Petzold und Orth 1991). Auch destruktives Verhalten kann in der Therapiesituation durch Gestalten überwunden werden.

Allein die Auseinandersetzung mit den Möglichkeiten eines Materials kann ergotherapeutisch genutzt werden. Hierbei wird die Flexibilität einer Person ersichtlich, wie mit Freiheit, Entscheidungen und Begrenzung umgegangen wird. Es zeigen sich einerseits Einschränkungen vonseiten des Materials oder bedingt durch eine Themenstellung, andererseits kann sich auch ein eigenbestimmter freier Weg des Gestaltens durchsetzen.

Durch das Malen und Zeichnen im geschützten Raum begibt sich manche/r Klient*in ganz unbewusst in ein Reich der Symbolik. Dieser Schutz der Symbole begünstigt eine katharsische Tendenz (Oster und Gould 1999). Vor allem kommen im Prozess bewusste und unbewusste Inhalte in Kontakt.

Ein leeres Blatt zu füllen, zu beleben, kann oft eine sehr entlastende Wirkung haben. Es kommt geradezu zu einer Selbstvergessenheit beim Malen, denn der Gestaltungsprozess bindet die Aufmerksamkeit. Alles konzentriert sich auf das Entstehen und Verwandeln von Form und Farbe, jenseits der Gedankenmühle. Ein aufmerksames Arbeiten am Bild vermeidet dazu die oft als bedrohlich empfundene Konzentration auf die eigene Person. So kann die Versunkenheit schon mal eine Seele von den sonstigen Konflikten und Ängsten befreien. Sehr hilfreich zur Bearbeitung eines therapeutischen Zieles ist die emotionale Miteinbezogenheit mit der gleichzeitigen notwendigen Distanzierung durch den Gestaltungsvorgang. Probleme können auf einer anderen Ebene aufgegriffen werden.

Wichtig ist, dass sich der/die Klientin tatsächlich als Gestaltende/r erlebt. Ob das Gestalten an sich nun eine stabilisierende oder entspannende Wirkung hat, ist von Person zu Person verschieden. Das Tun kann Auseinandersetzung, Bewältigung oder Probehandeln bedeuten. Therapeutische Aufgabe dabei ist, dieses Tun und das Erleben des/r Klient*in zu gewährleisten und zu unterstützen.

Das Prozesserleben, das Tun an sich, führt in diesem Sinne zur Verbesserung der Lebensqualität und Selbsterfahrung bzw. Selbständigkeit.

▶ Der Gestaltungsprozess kann Folgendes bedeuten:
- Konfrontation
- Befreiung
- Entspannung
- Dialog mit (un-)bewussten Inhalten
- Selbstvergessenheit und Befreiung
- Stabilisierung

## 4.5 Intrapersonale Auseinandersetzung

Wenn optische Eindrücke nicht bloß abgebildet, sondern innere Bilder visualisiert werden, kann aus dem bildnerischen Gestalten eine Auseinandersetzung mit sich selbst entstehen. Man lernt sich selbst besser kennen und kann Gedanken, Wünsche und emotionale Spannungen auch anderen verständlicher machen, wenn sie direkt vor die Augen projiziert werden. Die Innenwelt wird somit bewusster und konkreter. Beschäftigt sich der/die Klient*in nun bewusst mit dem Erlebten und Gestalteten, dient dies als Weg zum besseren Selbstverständnis, zum Erkennen der eigenen Erlebnisse und Reaktionsweisen.

Zu bedenken ist, dass keine einheitliche Reaktion zu erwarten ist. Indem zum Beispiel Angst festgehalten und sichtbar gemacht wird, kann dies bei der einen Person zu einer inneren Befreiung führen, bei einer anderen Person gesteigerte Angst hervorrufen, das Gefühl verstärkt sich.

Weil Zeichnungen Konflikte manchmal rasch zum Vorschein bringen, kann der Einstieg in eine Therapie (egal ob Psychotherapie, Ergotherapie oder andere Therapieformen) durchaus erleichtert werden.

Für die Klient*innen kann ein Bild verschiedenes bedeuten. Eine strukturierende Kraft, wenn chaotische Bewusstseinsinhalte vergegenständlicht werden, oder innerer Halt. Eine Auseinandersetzung mit psychotischen Erlebnissen oder eine rationale Verarbeitung von Affekten.

Oft geht eine emotional-rationale Veränderung Hand in Hand mit einem Bild.

Kunst kann einer solchen Änderung den Weg bereiten, aber sie nur selten alleine bewerkstelligen (Kramer 1975).

Wird Angst konkretisiert oder ein Konflikt bewusst, bleibt den Klient*innen meist nichts anderes übrig, als sich damit zu konfrontieren. Dies geschieht zum Teil erst im Sekundärprozess, in der Reflexion. Durch die Objektivierung eigener Vorstellungen nehmen zum Teil un- und vorbewusste Konflikte Gestalt an, auf diese kann in nachfolgenden Gesprächen vorsichtig eingegangen werden.

Mit der zunehmenden Fähigkeit der Klient*innen, sich mit den verdrängten Bedürfnissen oder Problemstellungen auseinanderzusetzen, wächst und differenziert sich die Ausdrucksfähigkeit. Dann können z. B. Widersprüchlichkeiten in Zusammenhang gebracht werden oder ähnliches.

Ein weiterer Aspekt des Zeichnens und Malens ist das Zurechtfinden zwischen Wahnwelt (innere Wirklichkeit) und Realität (äußere Wirklichkeit). Schon Kinder stellen mit Gestaltungen ihre empfundene Realität dar. Die Technik des

## 4.5 Intrapersonale Auseinandersetzung

realitätsnahen Stilllebens – etwas darstellen, das man wirklich angreifen kann – wirkt z. B. wilden Phantasien entgegen. Therapeutisches Ziel ist unter anderem, einen Zwischenraum zu schaffen, in dem sich psychische Innenwelt und Außenwelt vereinen können (Behlen 1991).

In der Forschung zu den künstlerischen Arbeiten in der Psychiatrie wurden meist schizophrene Patient*innen in den Fokus gerückt, weil sich die Darstellung von eigenen (Wahn-)Vorstellungen so deutlich offenbart. Bei vielen psychiatrischen Krankheitsbildern kann dies der Fall sein.

Sind nun Gefühle oder Ideen von sich und der Welt bewusster durch deren Objektivierung, können sie auch besser bewältigt werden. Malen leistet einen konstruktiven Beitrag zur emotionalen und kognitiven Verarbeitung. Dies kann sich auf unterschiedliche Art zeigen, von der Überwindung der Vergangenheit über Realisierung der Gegenwart bis zum Auffinden oder Gestalten der Zukunft.

Beim bildnerischen Gestalten handelt es sich um eine kreativ künstlerische Bewältigung, sei es von innerpsychischen Konflikten, Verunsicherungen oder menschlichen Grenzerfahrungen.

Diese Auseinandersetzung strebt nicht eine Eliminierung oder Beseitigung von Krankheitssymptomen an, es geht vielmehr um Integration und Verwandlung, um schöpferisches Umarbeiten.

Sehr bedeutend für die Ergotherapie ist die Förderung der Identitätsentwicklung durch gestalterische Selbsterfahrung. Schon allein deshalb, weil der/die Klient*in Verantwortung übernehmen muss, wenn er/sie ein Bild gestaltet. Verantwortung für das benutzte Material (Pinsel, Farbe,…), für das Gestaltungsergebnis und nicht zuletzt für sich selbst. Den ganzen Gestaltungsprozess hindurch können Eigeninitiative und Selbstbewusstsein entwickelt und gestärkt werden.

Durch das schöpferische Gestalten erschaffen wir uns selbst, und das Gefühl einer persönlichen Identität wird gefördert. Selbstfindung und -gestaltung erfahren somit eine positive Unterstützung, da der Zugang zum eigenen Ich durch ein Bild oftmals erleichtert wird.

Das ergotherapeutische Ziel der Selbständigkeit ist beim Zeichnen und Malen ein entscheidender Faktor. Der eigenverantwortliche, selbständige Umgang mit dem Material und der Zeit in adäquater Form unterstützt den Reifungsprozess. Als Therapeut*in kann darüber hinaus beobachtet werden, wie der Umgang mit Nähe und Distanz in Form von Kontakt- oder Hilfesuche einzuschätzen ist und wie ausgereift Selbstgestaltungskompetenzen sind.

Das Selbstwertgefühl wird durch die positiv erlebte Erweiterung der eigenen Möglichkeiten gestärkt, stabilisiert bzw. wieder hergestellt. Ähnlich verhält es sich mit individuellen, ausgereiften Leistungen oder Ergebnissen, auf die Klient*innen stolz sein können. Eine fertiggestellte Zeichnung vermittelt das Gefühl, etwas erreicht zu haben, Selbstachtung und Selbstbewusstsein steigen somit. Manchmal entdeckt der/die Malende eine Lebendigkeit im Bild, die bisher nicht wahrgenommen wurde. Dies stärkt erstens das Selbstvertrauen und zweitens den Glauben, Probleme selbst lösen zu können (Schottenloher 1989).

Malen ist auch mit viel Freude verbunden, die sich bekanntlich auf das Selbstvertrauen und eine positive Lebenseinstellung auswirkt.

Die als angenehm empfundene Selbsterfahrung im künstlerischen Tun kann auf jeden Fall ergotherapeutisch genutzt werden. Techniken und Arbeitsweisen sollten aber individuell abgestimmt werden, z. B. benötigen Klient*innen mit sehr schwachen Ich-Grenzen und einer schlechten Selbst- und Fremdwahrnehmung oft noch mehr Struktur.

▶ Ergotherapeutische Ziele, die bezüglich Introspektive verfolgt werden können:
- Selbsterkenntnis
- Auseinandersetzung mit psychotischen Erlebnissen
- Emotionale und kognitive Verarbeitung von Affekten
- Objektivierung von Konflikten oder Emotionen
- Konfrontation mit Konflikten oder Ängsten
- Identitätsentwicklung
- Selbsterfahrung
- Selbständigkeit
- Selbstgestaltungskompetenz
- Selbstbewusstsein und -vertrauen
- Selbstwert

## 4.6 Interpersonale Auseinandersetzung

Menschen handeln und bewegen sich während ihres ganzen Lebens in Gruppen (Familie, Beruf, Freizeit). Daher liegt es nahe, den interpersonalen Aspekt auch in der Ergotherapie einzubinden.

Beim Zeichnen und Malen in Gruppen ist nun das Beachten, Erkennen und Verstehen der Anderen von Bedeutung. Vor allem wird die soziale Wahrnehmungsfähigkeit geschult und Klient*innen lernen, sich selbst besser einschätzen, auch bezüglich der Wirkung des „Ichs" auf andere. Gerade Jugendliche haben oft große Probleme, sich selbst realistisch zu sehen, da eine starke Identifikation in Peer-Groups passiert. Der/die Einzelne erfährt durch den Austausch in diversen Gruppen neue Sichtweisen. Jede/r hat Teil an den Problemen, Erfahrungen und Kenntnissen anderer. Ein einzelnes Mitglied wird hier in einen größeren Zusammenhang eingebunden und kann sich mitunter besser aus den Kreisen der eigenen Problematik lösen bzw. distanzieren. Trotzdem soll jede/r Gruppenteilnehmer*in die Chance haben, persönliche Eindrücke mitzuteilen.

Eine Gruppe kann zur Erkenntnis führen, dass ein individuell erscheinendes Problem kulturelles Gemeingut sein kann. Das mindert die persönliche Bedeutung und es fällt leichter, loszulassen. Andererseits bietet das gemeinsame Gestalten eine Konfrontation mit neuen, für den/die Einzelne/n bedeutungslosen Themen.

Ein wesentlicher Faktor in der Gruppentherapie ist die gegenseitige Unterstützung. Ob sich nun Alternativen zu den eigenen Verhaltensweisen erschließen

## 4.6 Interpersonale Auseinandersetzung

oder es sich ein positives Erleben eines „Wir-Gefühls" auftut. Grundsätzliche soziale Ziele dabei wären Kooperation, Kommunikation, Kontakt-, Begegnungs- und Beziehungsfähigkeit.

In einer ergotherapeutischen Gestaltungsgruppe kann nun auf diesen sozialen Aspekt eingegangen werden, z. B. durch verschiedene Farben, die Identifikation stiften oder Rollen verkörpern, oder nach einer gewissen Zeit getauscht werden, usw.

Während persönliche Aufmerksamkeit etwas ins Hintertreffen gelangt, steht das soziale Leben und Interagieren im Mittelpunkt. Im Schutze der Gruppe könnte sich auch jemand mit Problemen „verstecken". Auf der anderen Seite kann eine Gruppe Motivation bieten, eine Hemmschwelle zu überwinden und sich als Individuum zu erfahren und zu zeigen. Um solche Prozesse und Dynamiken im Auge zu behalten und mit ihnen zu arbeiten, ist eine gut organisierte Gruppengestaltung erforderlich. Es gibt dabei einige Punkte, die bei einer therapeutisch geleiteten Gruppe beachtet werden müssen. Soll es eine offene Gruppe, sprich: mit ständig neuen Mitgliedern, oder eine geschlossene Gruppe über einen längeren Zeitraum sein, in der Vertrauen und Zusammengehörigkeitsgefühl wachsen kann? Teilnehmer*innenzahl, Ziele und Homogenität sind wichtige Fragen, die sich Therapeut*innen im Vorfeld bei einer guten Gruppenorganisation stellen sollten. Zudem erfordert es andere Platz- und Materialverhältnisse und je nachdem bedarf es auch einer Assistenz bzw. anderen personellen Anforderungen.

Nicht nur das gemeinsame Arbeiten an einem gestalterischen Projekt veranlasst eine interpersonelle Auseinandersetzung. Auch das gemeinsame Tun in einem Raum, wo Gegebenheiten, Platz, Hilfspersonen, Material und Waschbecken geteilt werden müssen, erfordert eine soziale Fertigkeit, da muss noch nicht einmal miteinander kommuniziert werden. Wie platzfordernd oder wie laut man sich verhält, spielt im Einzelsetting weniger eine Rolle, kann aber in Situationen, wo mehrere Personen in einem Raum sind, ein wichtiges Thema sein. Nach einer erfolgreich verbesserten Eigenwahrnehmung ist die Fremdwahrnehmung das Ziel manch sozialer Integrationsproblematiken.

▶ Im Sinne der interpersonalen Auseinandersetzung erscheint Folgendes für die Ergotherapie relevant:
- Soziale Wahrnehmungsfähigkeit
- Selbsteinschätzung
- Konfrontation
- Kommunikation
- Interaktion
- Fremdwahrnehmung
- Kooperation
- Kontakt- und Beziehungsfähigkeit
- Motivation

## 4.7 Kommunikation

Kommunikation kann durch bildnerisches Gestalten erleichtert, erweitert oder überhaupt erst möglich gemacht werden. Der bildnerische Ausdruck wird als weniger bedrohlich erlebt als der verbale. Auch bei eingeschränkten verbalen Ausdrucksmöglichkeiten oder verminderten kommunikativen Fähigkeiten bietet das Zeichnen und Malen einen Weg, sich nonverbal mitzuteilen. Manchen Menschen fällt es schwer, sich verbal auszudrücken, ihnen dient der gestalterische Weg als mögliches Ausdrucksmittel. Durch das bildnerische Gestalten wird Kontaktaufnahme und Vermitteln von Botschaften erleichtert und ein dysfunktionales Kommunikationsschema kann durchbrochen werden. Manchmal erfährt bereits der angespannte Therapiebeginn Erleichterung durch das Medium des Zeichnens und Malens, das zwischen Therapeut*in und Klient*in vermittelt. Der/die Klient*in nimmt sozusagen über das Material Kontakt mit dem Gegenüber auf.

Für manche therapeutische Situationen ist es geradezu notwendig, einen nonverbalen Zugang zum Erleben der Patient*innen zu finden. Beispielsweise verhilft ein Bild dazu, ein Gespräch zu entintellektualisieren und somit einem eventuell stagnierenden Therapieverlauf neue Dynamik zu verschaffen. Auch kann einer Flucht in Worte und verbalen Kompensationen Abbruch verschafft werden.

Das Zeichnen und Malen kann ein Hilfsmittel zur Verständigung sein, wenn der Zugang zu sich und anderen über das Wort versperrt erscheint. Es kann ein Ausgangspunkt für ein Gespräch sein. Wie man Worte aber nicht immer ins Gestalterische übertragen kann, lässt sich auch das bildnerische Denken nicht vollständig in Sprache übersetzen. Bildnerisch-kreative Aktivitäten können durchaus Therapiegespräche bereichern, ebenso Kontakt- und Interaktionsfähigkeiten ausbauen, verbale Mitteilungen aber nicht ersetzen.

Einerseits ist durch das Beschäftigen der Hände und Finger mit einer gestalterischen Aufgabe eine Ablenkung gegeben, die manche Gespräche lockerer oder mehr im Fluss gestalten kann, andererseits kann der Ausdruck über ein Bild der bessere Kommunikationsweg sein. Manchen Personen fällt es leichter, den Blick nicht direkt in die Augen des Gegenübers zu richten, während erzählt wird. So ist manchmal das Autofahren oder Spazierengehen gut geeignet für intensivere Gespräche, weil beide Gesprächspartner*innen in dieselbe Richtung schauen. Beim Gespräch während des Malens kann der Blick auf das Blatt gerichtet werden, idealerweise zeichnet oder malt auch der/die Therapeut*in, damit nicht eine Beobachtungsrolle erneut den Redefluss stört. Interessant ist in diesem Zusammenhang auch die Verbindung dieser zwei Kanäle. Passt der verbale Ausdruck zu den gerade gestalteten Elementen oder sind darin auch Widersprüche zu erkennen?

Laut Keller (2001) wirkt es sich positiv auf den Klienten/die Klientin aus, das eigene Erleben differenzierter ausdrücken zu können. Dadurch werden nämlich Kommunikationsfähigkeiten sensibilisiert und verbessert, zusätzlich wird eine Offenheit für die Wahrnehmung bestimmter nonverbaler mimischer Botschaften kreiert.

▶ In dieser Hinsicht trägt das ergotherapeutische Zeichnen und Malen bei zur
- Kontaktaufnahme,
- nonverbalen Kommunikation sowie
- Entintellektualisierung und
- kann Ausgangspunkt für Gespräche sein.

## 4.8 Wahrnehmung

Wir haben die Gabe vernachlässigt, Dinge mit unseren Sinnen zu erfassen. Künstlerische Prozesse stimulieren aber diese Funktion und sprechen die Wahrnehmung an, die umgekehrt notwendig für das Gestalten ist. Vor allem das Schmieren mit flüssigen und weichen Materialien wird sehr sinnesintensiv erlebt und spricht einen Basissinn, nämlich den taktil-kinästhetischen Bereich an. Kunstwahrnehmung ist ein Vorgang des Zusammenwirkens mehrerer Sinnesprozesse zu einer Gesamtwahrnehmung (Treichler 1996). Bei der zeichnerischen Kunst ist dies der Sehsinn (Farb- und Formsinn), Gleichgewichtssinn, Eigenbewegungssinn und Geruchssinn bzw., wie einleitend beschrieben, auch der taktile Kanal. Wahrnehmung bildet den Untergrund für Vorstellung und Ideenwelt, umgekehrt wird die Wahrnehmung von Phantasie und Vorstellung gelenkt.

Die Art und Weise, wie sich ein Mensch ausdrückt, hängt aber nicht nur von der Wahrnehmung ab, entscheidend sind auch Erlebnishintergründe und Erfahrungen. So kann dieselbe Wahrnehmung unterschiedliche Darstellung finden.

Mit der Erweiterung der Ausdrucksmöglichkeiten geht auch ein intensiveres körperlich-seelisches Gespür für sich selbst einher. Der Klient sammelt auf diese Weise Erfahrungen über die eigene Wahrnehmung. Sie wird geschärft und die Sinnerfassungskapazität gesteigert. Die Sinne sind eine elementare Voraussetzung, die Welt zu begreifen. Wesentlich in der Ergotherapie ist nun, durch die Stimulierung der Sinne Empfindungen, Einsichten und Wahrnehmung zu aktivieren. In weiterer Folge geht es auch bei diesem Erleben um die sensorische Integration dieser Reize, sprich eine Verarbeitung im Gehirn, die wiederum Basis für viele weitere Prozesse darstellt.

Unsere Sinne können allein schon durch das Aufeinander- und Nebeneinanderplatzieren von Farbe belebt werden. Wir verbinden Farbe aber nicht nur mit visuellen, sondern auch mit auditiven, taktilen und anderen Wahrnehmungsqualitäten, denkt man nur an Begriffe wie schreiende Farben, Farbklänge oder die Farbe giftgrün.

Ebenso können Bewegungselemente im Gestaltungsprozess erlebt werden. Der Zusammenhang zwischen Bewegung und bildnerischem Gestalten zeigt sich ja schon im Kritzeln. Während das Malen sehr raumgreifend und bewegungsintensiv sein kann, ist das Zeichnen mehr eine bewusst geführte, formal gesteuerte und sehr zielgerichtete Bewegung. Bewegungselemente finden in jedem Bild ihre farbliche, formale und inhaltliche Wiedergabe und der Erlebnisgehalt wird widergespiegelt sowie teilweise verarbeitet. In der malerischen Tätigkeit erlebt die

Person unmittelbar ihren Eigenrhythmus. Auch räumliche Strukturen und zeitliche Abläufe (vorher, nachher) werden erfasst, gerade bei Techniken, die ein mehrschichtiges Arbeiten erfordern und unter Umständen auch Wartezeiten mit sich bringen.

Gerade in sensorischen Integrationsprozessen ist das Erfahren und Erspüren untrennbar mit dem Vorausplanen und Übertragen auf andere ähnliche Situationen verbunden. So können Handlungsplanung, Problemlösung und Selbständigkeit ein Ergebnis von wahrnehmungsintensiven Arbeiten sein.

Bei Wahrnehmungsauffälligkeiten oder Einschränkungen des Sehsinns oder Tastsinns bedarf es einer Anpassung des Materials. So kann vermehrt mit Relief, Druck oder angepassten Materialien gearbeitet werden, die gewisse Sinneskanäle vermehrt ansprechen können. Eine Sinneseinschränkung behindert nicht den gestalterischen, kreativen Ausdruck, es muss nur richtig ausgewählt werden, um eine Beteiligung und Aktivierung zu ermöglichen.

Gefördert wird hier nicht nur die Wahrnehmung der eigenen Person, denn wird das eigene innere Körperempfinden bewusster erlebt, ausgedrückt und integriert, begegnet man auch dem Verhalten der Mitmenschen offener und einfühlsamer. Die Selbstwahrnehmung ist die Basis für eine gute Fremdwahrnehmung.

Die visuelle Wahrnehmung zählt im Rahmen der Fernsinne zu einem der wichtigsten Sinne des Menschen. Von den einströmenden und zu verarbeitenden Reizen im Gehirn geht man derzeit von einer Beteiligung von mindestens 60 % an visuellen Eindrücken aus (Zimmer 2005). Wir denken und träumen mit unserem visuellen Sinn und machen uns sozusagen ein „Bild im Kopf".

Das Ergreifen von Gegenständen löst eine Verkettung mehrerer Wahrnehmungskanäle und kognitiver Handlungsstrategien aus. Ballspiele, Suchaufgaben und das Zeichnen und Malen übernehmen weitere visuelle Wahrnehmungsförderung. Für die schulischen Anforderungen sind gut ausgebildete visuelle Fertigkeiten besonders wichtig. In der Mathematik müssen geometrische Formen benannt und ein Raum-Lage-Verhältnis erkannt werden. Längen und Mengen müssen erkannt, gereiht und verglichen werden.

Ebenso ist beim Erlernen des Lesens und Schreibens das visuelle System unabdingbar. Die Tatsache, dass viele Buchstaben unseres lateinischen Alphabets ähnlich aussehen und sich nur gering im Schriftbild unterscheiden („m" und „n") oder durch eine Veränderung der Lage im Raum gekennzeichnet sind („b" und „d"), lässt den Rückschluss zu, dass neben der Fähigkeit eines genauen visuellen Differenzierens auch Fertigkeiten zur Erkennung der Lage im Raum eine wesentliche Rolle beim Erlernen des Lesens und Schreibens spielen.

Nicht nur kognitive Prozesse beruhen auf dem gut ausgebildeten visuellen System, auch motorische Kontrollfunktionen werden damit gesteuert. Die visuelle Wahrnehmung gehört also zu einer Grundfertigkeit für viele Aktivitäten und kann mit dem Zeichnen und Malen gefördert werden.

▶ Das bildnerische Gestalten ist also ein durchaus geeigneter Weg, Wahrnehmungsförderung und sensorische Integration in der Ergotherapie einzubinden durch:

- Stimulierung der Sinne,
- Steigerung der Sinneserfassungskapazität,
- Aktivierung der Sinnesfunktionen,
- Stimulieren des Körperempfindens,
- Erleben des Eigenrhythmus und
- schulische Basisfähigkeiten.

## 4.9 Motorik

In der Ergotherapie zeigen sich Förderschwerpunkte wie grobmotorische und bimanuelle Koordination, Gleichgewicht, Stützfunktion, Grafo- und Feinmotorik sowie Bewegungsplanung und -dosierung.

Diese Fertigkeiten werden teilweise im funktionellen Spiel, mit manualtherapeutischem und funktionellem Training behandelt. Gerade mit Zielsetzung der Stift- und Besteckhandhabe, Bewegungsplanung oder Grafomotorik ist es für den/die Patient*in eine gelungene Abwechslung, Materialien wie Kratz- und Spachtelwerkzeug, Tuben, Pinsel oder Straßenkreiden in den Händen zu manövrieren. Bezüglich Inhandmanipulation und Dynamik können beim Zeichnen und Malen sehr gute Fertigkeiten erarbeitet werden.

Als „ungeschickt" geltende Patient*innen erproben im kreativen Ausdruck viele motorische Fertigkeiten. Die Zielsetzung kann vom grobmotorischen Bereich aufbauend bis zum fein- und grafomotorischen Bereich funktionieren, indem vorerst großflächiges und grobes Erarbeiten von Bildwerken angeboten wird. Die eigene Positionierung vor einer Staffelei, im aufrechten Sitzen oder in Liegepositionen spielt bei den motorischen Grundvoraussetzungen und Trainingsbereichen auch hinsichtlich Körperspannung und Stabilität eine Rolle. Schrittweise kann die Materialgröße, sei es das Papier oder die Pinselstärke, angepasst und verkleinert werden. Zum Teil bedarf es für gezielte Bewegungen auch einer angemessenen Auflagefläche für den Arm bzw. das Handgelenk. Techniken, die sehr leicht verschmieren, sind dann weniger geeignet bzw. lösen schnell ein frustrierendes Gefühl aus. Kraft und Koordination sowohl in einer Hand wie auch bimanuell können v. a. im Einsatz von Pipette, Stempel, Lineal oder Schablonen geübt werden. Auch komplexere koordinative Fähigkeiten finden mit Zirkel, Schnitzwerkzeugen für Linolschnitt oder Kupferstich ihren Einsatz im gestalterischen Arbeiten. Letzteres birgt auch eine Verletzungsgefahr in sich, d. h. die Selbsteinschätzung und Handlungsplanung sind Voraussetzung für ein Motoriktraining in diesem Bereich.

Die Kraft- und Druckdosierung, eine sensomotorische Anpassungsfähigkeit, wird im Zeichnen und Malen schnell offensichtlich, wenn der Stift durch das Papier gedrückt wird oder der Farbstift kaum Spuren am Blatt hinterlässt. Eine gezielte Auswahl an Material kann das Erleben, wie viel Druck und Kraft angewendet werden muss, unterstützen.

▶ Das Geschick der Hände und Finger kann bei unterschiedlichen Zeichen- und Maltechniken Förderansätze bieten zu:
- Haltung und Stabilität
- Bimanueller Koordination
- Grafomotorik
- Fingerkraft
- Inhandmanipulation
- Kraftdosierung
- Mobilisation

## 4.10 Diagnostische Hilfestellung

Neben den bis jetzt behandelten Wirkungen des bildnerischen Gestaltens zeigt sich das Zeichnen und Malen auch als Unterstützung bei der ergotherapeutischen Befundung und in diagnostischen Prozessen.

Das Heranziehen von Bildern zu diagnostischen Zwecken ist weit verbreitet. Weithin bekannt ist beispielsweise der Rorschach-Test gerade im psychiatrischen oder besser psychoanalytischen Bereich. Der Rorschach-Test nach Hermann Rorschach (Psychiater 1884–1922) ist ein wenig objektives psychologisches Testverfahren, bei dem die Deutung von Tintenklecksfiguren Auskunft über die Person geben soll.

Um 1911 begann Hermann Rorschach mit der Entwicklung seines auf der Deutung von symmetrischen Klecks-Gebilden beruhenden projektiven Verfahrens. Er bezeichnete das Verfahren als wahrnehmungsdiagnostisches Experiment, da die Testpersonen auf vorhandene Erinnerungsbilder und Empfindungskomplexe anknüpften, wenn sie das Bildmaterial sehen. Aus seinen Forschungsergebnissen schloss Rorschach, dass sich aus den Deutungen Rückschlüsse auf Persönlichkeitsstruktur und Dynamik eines Menschen ziehen lassen. Die Testdurchführung unterliegt keiner Alters- und Zeitbegrenzung.

Lange Zeit begehrt eingesetzt, mehrheitlich im pädiatrischen Bereich, ist der Mann-Zeichen-Test oder auch der Baum-Zeichen-Test zu nennen. Bei beiden werden anhand der Konstruktion des Menschen oder eines Baumes wichtige Elemente und der Entwicklungsstand der Selbstwahrnehmung analysiert. Durchaus interessant und als Ergänzung der Wahrnehmungsbefundung bzw. auch des Therapieverlaufs zu verwenden, wenn ein Kind, das viel stürzt, im Männchenbild ganz große Kniescheiben einzeichnet.

Der Mann-Zeichen-Test nach Hermann Ziler wird in der kinderpsychologischen Praxis recht häufig als diagnostisches Hilfsmittel verwendet und besonders bei Fragen der Schulreife gern als ergänzendes Untersuchungsverfahren eingesetzt. „Male einen Menschen, so gut du kannst" ist der Auftrag für 3- bis 14-Jährige. Der Test gibt erste Aussagen zu bestimmten Aspekten der Wahrnehmungsentwicklung eines Kindes. In gewisser Weise kann diese Aufforderung, einen Menschen zu malen, natürlich auch Jugendlichen und Erwachsenen gestellt werden. In der Bewertung des Mann-Zeichen-Tests ergibt sich allerdings

## 4.10 Diagnostische Hilfestellung

ein sogenanntes Mann-Zeichen-Alter, das mit dem eigentlichen Alter des Kindes in Relation gebracht werden kann. Diese Bewertung kann nicht auf das Erwachsenenalter übertragen werden.

Um auch ein mehrheitlich in der Neurologie verwendetes Testmaterial zu benennen, ist hier der Rey-Osterrieth-Test (Abb. 4.1) erwähnenswert. Beim Rey-Osterrieth-Test werden neurologische Läsionen lokalisiert, indem der Patient eine komplexe Figur nachzeichnet.

Kleine Details werden vermehrt in der linken Hemisphäre wahrgenommen, während die grobe Umrissstruktur und Zusammenhänge in der rechten Hemisphäre erkannt werden. So kann sich zum Beispiel bei Tumorpatient*innen oder auch bei anderen hirnorganischen Defiziten eine Abweichung in der Wahrnehmung im Rey-Osterrieth-Test zeigen. Wenn zum Beispiel nur die Leiter, der Smiley, die eine oder andere Fahne auf dem Blatt verteilt sind, aber der Zusammenhang der Einzelteile fehlt, lässt sich eine mangelnde Verarbeitung in der rechten Gehirnhälfte vermuten. Die Ausführung des Tests kann zudem auf unterschiedliche Krankheitsbilder hinweisen beziehungsweise deren Diagnostik unterstützen.

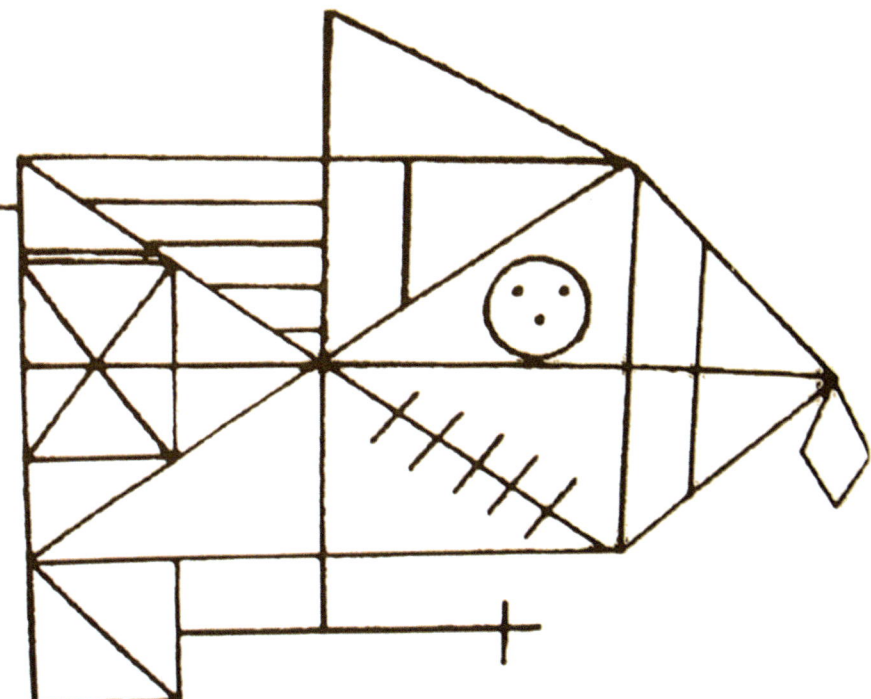

**Abb. 4.1** Rey-Osterrieth-Test (Vorlage aus der Testbatterie Rey Complex Figure Test and Recognition Trial von John E. Meyers, Kelly R. Meyers)

Eine interessante Beobachtung ist die Megalografie, eine Vergrößerung des Zeichenobjekts, die häufig bei Kleinhirnläsionen beobachtet wird, oder im Gegensatz dazu bei Mitbetroffenheit des Hirnstammes eine Mikrografie. Bei Manie reiche das Zeichenblatt oft nicht aus, während eine Verkleinerung des Objekts immer wieder beim Krankheitsbild der Depression zu beobachten ist.

Bei Demenz, Amnesie und bei diversen psychischen Erkrankungen können grafische Konfabulationen vorkommen, wenn aus der Figur in der Reproduktion schließlich ein Schwall an Linien entsteht.

Alleine durch die Beobachtung beim Zeichenprozess können Aufschlüsse über motorische Geschicklichkeit, Stimmungslage, Zielorientiertheit und Raumorientierung gezogen werden. Wie wird die Herausforderung angegangen? Erst die Umrisse, von links nach rechts, eher wirr oder organisiert? Dieser Prozess kann im therapeutischen Setting auch reflektiert und vielleicht auf andere Problemlösungssituationen umgemünzt werden. (Abb. 4.2, 4.3 und 4.4).

Es gibt weitere zeichnerische Testverfahren in der Ergotherapie und Psychologie zu diagnostischen Zwecken, die aber mehrheitlich der Einschätzung von Auge-Hand-Koordination, räumlich-konstruktiver Fähigkeiten oder der fein- und grafomotorischen Entwicklungsüberprüfung dienen.

Beim Uhren-Zeichen-Test nach Shulman (1993) handelt es sich um ein Schnell-Screening zur Überprüfung der Problemlösung und Visuokonstruktion. Er wird z. B. bei der diagnostischen Abklärung von demenziellen Erkrankungen verwendet. Der/die Patient*in bekommt ein Blatt Papier mit einem Kreis darauf und wird aufgefordert, eine Uhr daraus zu machen, also Ziffern und Zeiger einzuzeichnen. Die Uhrzeit, die eingezeichnet wird, kann, wird aber in den meisten Fällen nicht vorgegeben, da sich die Bewertung auf die Einteilung und Gestaltung der Uhr bezieht. Je nachdem, wie das Ziffernblatt, das Schriftbild der Zahlen oder die Zeiger gezeichnet werden, lassen sich Rückschlüsse auf Hirnfunktionsstörungen im parietalen oder frontalen Bereich ziehen. Es werden für die Abweichung Punkte von 1–6 vergeben, wobei ein Ergebnis größer und gleich 3 als Hinweis auf eine Demenz gilt.

- Score 1 = Uhr ist perfekt (Ziffern an der richtigen Stelle, korrekte Uhrzeit eingezeichnet)
- Score 2 = Leichte visuell-räumliche Fehler (z. B. Abstände ungleichmäßig, Ziffern außerhalb des Zifferblattes, Verwendung von Linien zur Orientierung, Verdrehung des Zifferblattes)
- Score 3 = Fehlerhafte Uhr bei erhaltener visuell-räumlicher Darstellung (z. B. nur ein Zeiger eingezeichnet, Uhrzeit als Text, keine Uhrzeit)
- Score 4 = Mittelgradige Desorganisation, korrektes Einzeichnen der Zeiger unmöglich (z. B. unregelmäßige Zwischenräume, keine Ziffern, mehr als 12 Ziffern, Rechts-links-Umkehr)
- Score 5 = Schwergradige visuell-räumliche Desorganisation (wie 4, aber stärker ausgeprägt)
- Score 6 = Keine Darstellung der Uhr

## 4.10 Diagnostische Hilfestellung

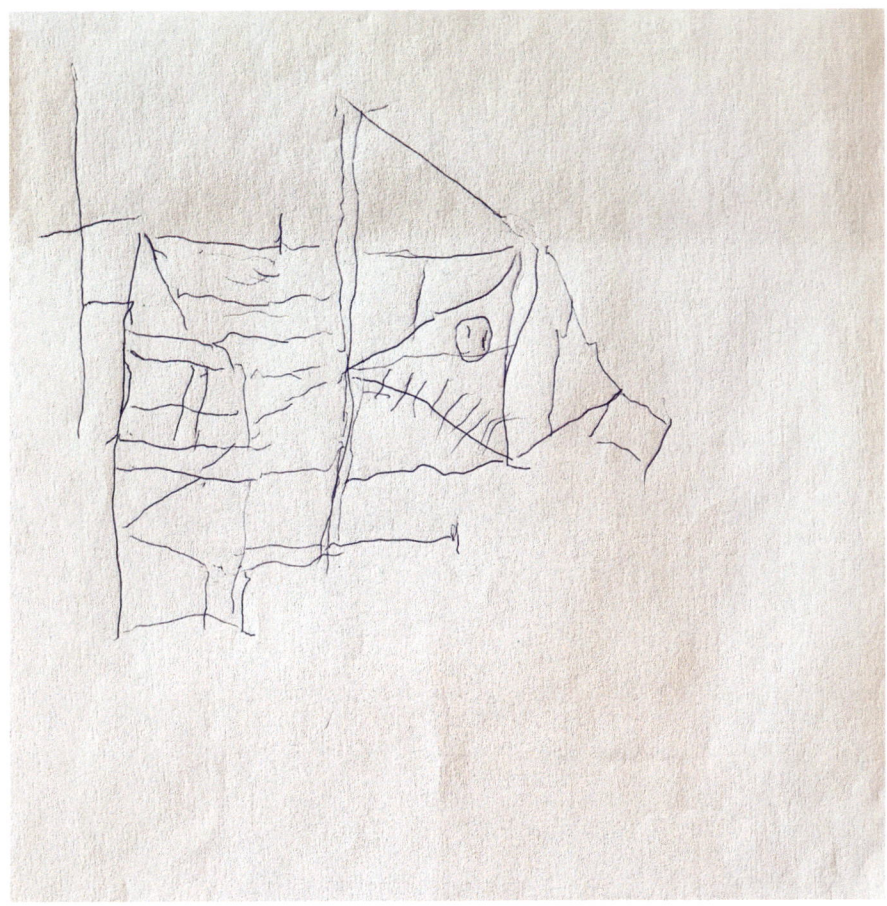

**Abb. 4.2** Rey-Osterrieth-Test nachgezeichnet. (Eigene Darstellungen)

Der FEW-Test (Frostigs Entwicklungstest der visuellen Wahrnehmung), mittlerweile in der 3. angepassten Version, wird bei Kindern im Altersbereich von 4 bis 11 Jahren eingesetzt. Getestet wird der Entwicklungsstand der visuellen Wahrnehmung anhand von insgesamt 5 Subtest, die sich im Speziellen die Auge-Hand-Koordination, das Abzeichnen, Figur-Grundwahrnehmung, Gestalt schließen und Formkonstanz ansehen. Der FEW-3 wird eingesetzt, um Kinder mit visuellen Wahrnehmungsproblemen oder Problemen der visuo-motorischen Integration zu identifizieren. So kann eine gezielte Behandlungsmaßnahme und auch deren Evaluation bestimmt werden. Es können Rückschlüsse zur visuo-motorischen Integration (VMI) und zur motorikreduzierten visuellen Wahrnehmung (MRVW) gezogen werden. Aus allen fünf Subtests wird ein Gesamtwert der globalen visuellen Wahrnehmung (GVW) berechnet.

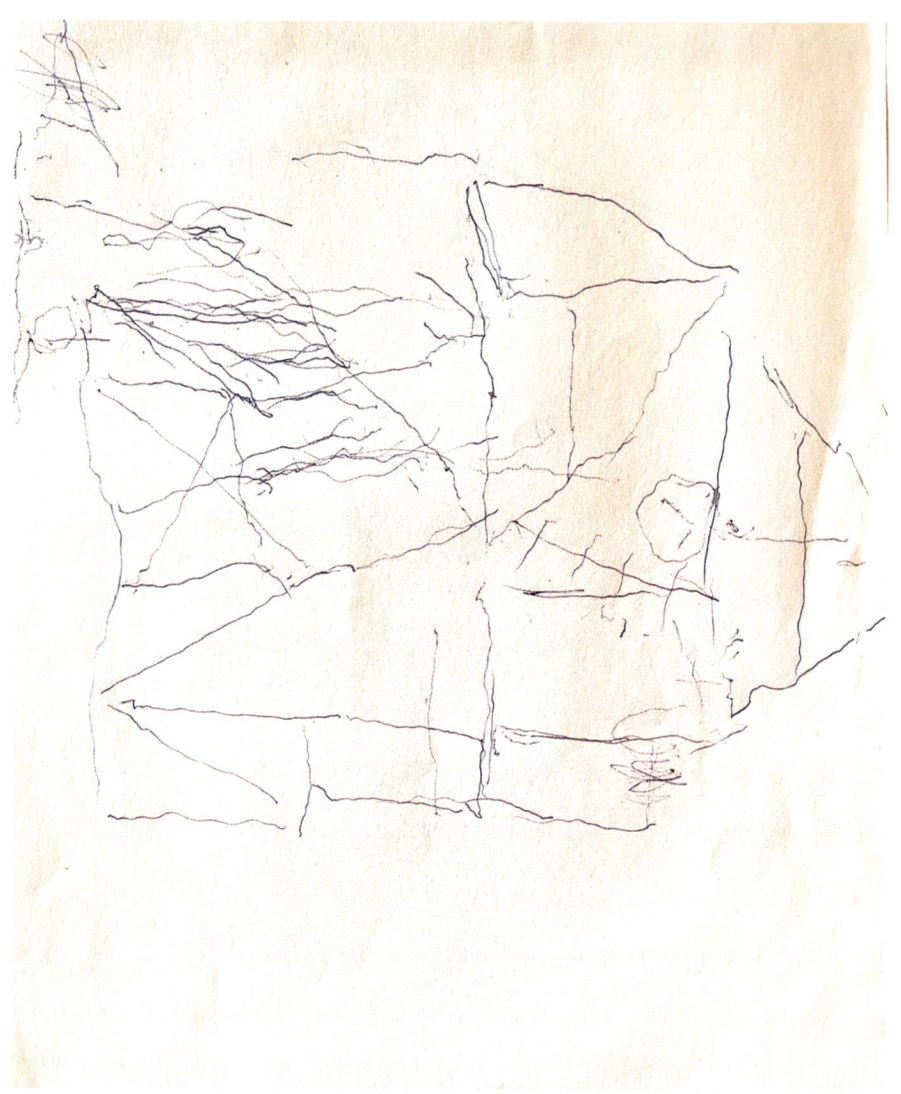

**Abb. 4.3** Rey-Osterrieth-Test nachgezeichnet. (Eigene Darstellungen)

Der Ravensburger Erhebungsbogen fein- und grafomotorischer Kompetenzen (Ravek) zielt ebenso auf das Alter zwischen 4 und 10 Jahren ab. Beim sogenannten Ravek-Ballon wird unter anderem bewertet, wie flüssig das Muster umgesetzt wird, und dafür sind nicht nur motorische Komponenten, sondern auch Aufmerksamkeit, Tempo, Zielorientiertheit und Planung erforderlich. In psychomotorischer Hinsicht können sich daher wohl bei jedem Test Rückschlüsse zeigen, die therapierelevant in der psychiatrischen Zielsetzungen sind.

## 4.10 Diagnostische Hilfestellung

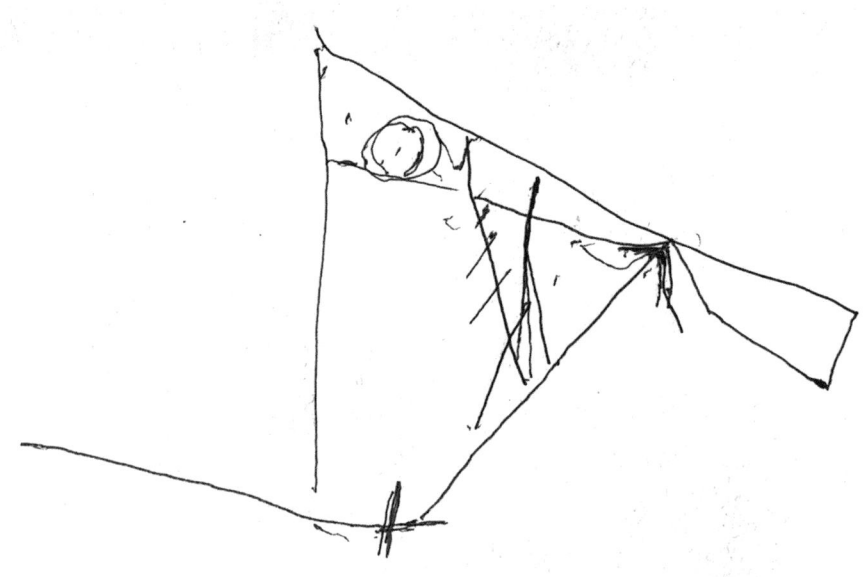

**Abb. 4.4** Rey-Osterrieth-Test nachgezeichnet. (Eigene Darstellungen)

Der Ravensburger Erhebungsbogen fein- und grafomotorischer Kompetenzen eignet sich zur gezielten Behandlungsplanung und Evaluation und umfasst die Bereich Feinmotorik, Malentwicklung und Grafomotorik.

Er bietet anhand von konkreten Aufgabenstellungen und Beobachtungsmöglichkeiten eine Einschätzung der Fähigkeiten. Es gibt je nach Altersstufe A4-Vorlagen mit aufgezeichneten Ballonen, wo Muster fortgeführt werden sollen:

- Ballon 1 mit Grundformen für 5-jährige Kinder und den motorischen Basiskompetenz zum Schreibenlernen.
- Ballon 2 mit Formen, die groß und klein unterscheiden, und unterbrochenen Grundmustern. Diese sollten Kinder bis zum Schuleintritt ergänzen können. Damit haben sie die grafomotorische Grundlage, groß- und kleingeschriebene Druckbuchstaben zu erlernen.
- Ballon 3 mit fortlaufenden Grundmustern sollten Kinder bis spätestens zum Ende der ersten Klasse zeichnen können. Dabei geht es vermehrt um dynamische Buchstabenverbindungen.
- Ballon 4 mit fortlaufenden komplexen Mustern sollten Kinder am Ende des zweiten Schuljahres ausführen können.

Die Formen und Muster in den Ballonen sind jeweils auf der linken und rechten Seite vorgegeben, damit linkshändige Kinder die Vorgabe nicht mit ihrer Hand verdecken.

Der zeichnerische Reproduktionsversuch nach Kugler zeigt in einer kurzen Testzeit räumlich-konstruktive Fertigkeiten und visuelle Wahrnehmungsfähigkeit, indem Rauten und Wabenfiguren nachgezeichnet werden müssen.

Das Zeichnen und Malen kann gute Zusatzinformationen für eine genaue ergotherapeutische Diagnose bieten, sei es durch Verhaltensbeobachtungen während des Zeichnens, dabei sind Positionierung, Stifthaltung, Tempo und Genauigkeit wichtige Parameter, bei der Bildanalyse und -besprechung oder bei Reflexionsgesprächen.

Allein durch die Beobachtung ergeben sich Aufschlüsse über motorische Geschicklichkeit, Stimmungslage, Selbständigkeit, Zielorientiertheit und vieles mehr. Bis zur Ausführung an sich kann auch Selbsteinschätzung und Planung in die Befundung mit aufgenommen werden. Ein Beispiel dazu: Manche Klient*innen greifen schon von Beginn an neben dem Bleistift auch zu einem Radiergummi, als wäre die Korrektur bzw. das Ausradieren fixer Bestandteil des Gestaltens.

Versteht man inhaltliche und formale Kriterien in einem Bild, so kann man sich durchaus in therapeutischer Hinsicht daran orientieren.

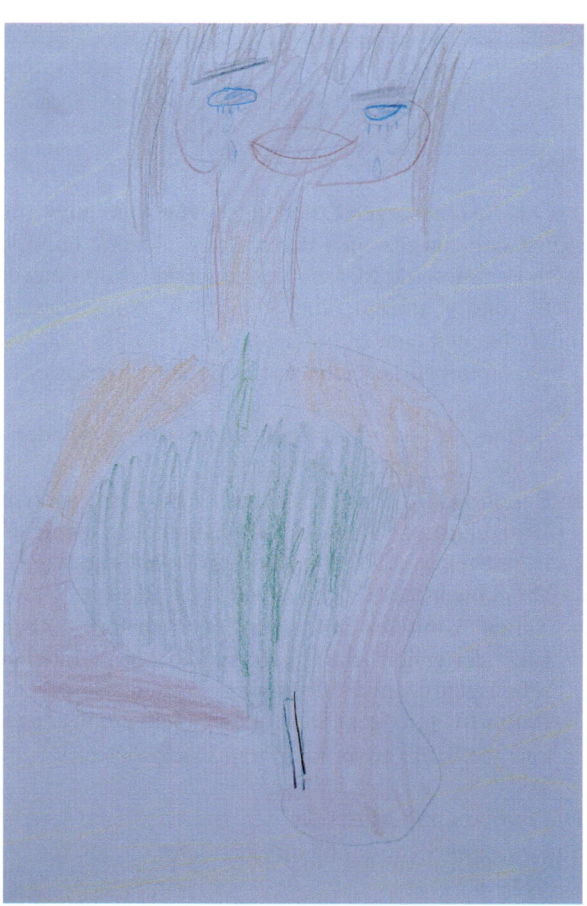

**Abb. 4.5** Selbstporträt. (Mit freundlicher Genehmigung der Patientin)

Eine Gestaltung kann die Ergotherapie in der Befundung und im Verlauf sehr bereichern, man bekommt wortwörtlich ein Bild von der Person. Oft wird bildnerisches Gestalten mit einer geeigneten Themenstellung aus Gründen der näheren Zieldefinition eingesetzt. Vor allem kann ein Verlauf mit einer normierten Testbatterie besser dokumentiert und kommuniziert werden.

### Beispiel

Daniela (10 Jahre alt) malt ein fröhliches Selbstporträt vor dem Spiegel, sie ist aber heute sichtlich traurig. Sie glaubt, stets fröhlich sein zu müssen, und erlaubt sich keine Trauer. Als die Therapeutin sie darauf anspricht, ergänzt sie ihr Bild mit Tränen (Abb. 4.5). ◄

## Literatur

Behlen B (1991) Therapie mit kreativen Medien. Erfahrungen aus der klinischen Suchttherapie. In Beschäftigungstherapie und Rehabilitation, H. 3/91, 230–237

Budjuhn A (1992) Die psycho-somatischen Verfahren. Konzentrative Bewegungstherapie und Gestaltungstherapie in Theorie und Praxis. Dortmund, verlag modernes lernen

Haselbeck H, Hinterschuber P (1996) Kränkung, Angst und Kreativität. Innsbruck/Wien, Verlag Integrative Psychiatrie (VIP)

Keller, G (2001) Körperzentriertes Gestalten in der Ergotherapie. Unterricht und therapeutische Praxis. Dortmund, verlag modernes lernen

Kramer E (1975) Kunst als Therapie mit Kindern. Ernst Reinhardt Verlag, München

Oster GD, Gould P (1999) Zeichnen in Diagnostik und Therapie. Paderorn, Junfermann

Petzold H, Orth I (1991) Die neuen Kreativitätstherapien. Handbuch der Kunsttherapie, Bd I/II. Paderborn, Junfermann

Schottenloher G (1989) Kunst- und Gestaltungstherapie. Eine praktische Einführung. München, Kösel-Verlag

Treichler M (1996) Mensch-Kunst-Therapie. Urachhaus, Stuttgart

Zimmer R (2005) Handbuch der Sinneswahrnehmung. Grundlagen einer ganzheitlichen Bildung und Erziehung. 13. Gesamtauflage. Freiburg im Breisgau, Verlag Herder

# Rahmenbedingungen 5

> **Zusammenfassung**
>
> Das vorbereitete Setting, Raum und Material, ermöglicht Variationen und Handlungsspielraum für die ebenso vorbereiteten Therapeut*innen und Patient*innen. Das innere Erleben und Ausdrucksmöglichkeiten sind häufig mit den äußeren Gegebenheiten verknüpft. Geschieht die Therapie im Einzel- oder Gruppensetting, wöchentlich oder sporadisch, frei oder geplant? Es ist daher wichtig, sich den Rahmenbedingungen vorab bewusst zu werden.

Für den therapeutischen Einsatz von Zeichnen und Malen sollten gewisse Rahmenbedingungen berücksichtigt werden. Im Folgenden werden sowohl Anforderungen an die Therapeut*innen als auch an die Organisation einer Therapieeinheit beschrieben.

Neben den Materialeigenschaften soll an dieser Stelle ebenso der Umgang mit Widerstand in der Therapie behandelt werden.

## 5.1 Setting

Die erste Aufgabe des/der Therapeuten/Therapeutin ist es, einen Raum zu schaffen, in dem Klient*innen ihr schöpferisches Tun frei entfalten können. Dies verlangt eine offene, nicht restriktive und zulassende Atmosphäre, einen Raum, der möglichst geschützt und angstfrei ist. Ideal wäre ein Gleichgewicht zwischen dem Freiraum mit der Berücksichtigung individueller Bedürfnisse und der ebenso vorhandenen Raum- und Zeitstruktur.

Bezüglich Zeit ist vor allem das "Wann" und "Wie lange" für alle Beteiligten zu klären. Wichtig wäre, Zeit zum Suchen, Sammeln und Komponieren zu berücksichtigen. Sollten die Zeit begrenzt und Werke noch nicht finalisiert sein, ist

© Der/die Autor(en), exklusiv lizenziert an Springer-Verlag GmbH, DE, ein Teil von Springer Nature 2025
B. Hutterer, *Zeichnen und Malen in der Psychiatrie*,
https://doi.org/10.1007/978-3-662-71352-5_5

eine Möglichkeit der Aufbewahrung oder Terminisierung der Fertigstellung nötig. Manche Werke müssen auch trocknen, das ist ebenfalls zu berücksichtigen.

Für die Raumsituationen scheinen folgende Faktoren beachtenswert: Helligkeit, ausreichend Platz, große Tische, fließendes Wasser, großer Ausguss, Erste Hilfe und genügend Raum zum Aufbewahren fertiger und unfertiger Arbeiten.

Das Zeichnen und Malen im Freien ist für manche Techniken ganz gut geeignet. Sollten Zeichenblatt und Wind nicht kompatibel erscheinen, sollten Klemmbretter, Staffeleien oder ähnliches zur Verfügung gestellt werden. Ähnlich verhält sich die Ausgangssituation bei geöffneten Fenstern, was bei manchen Gerüchen und Farben durchaus Sinn macht, um für frische Luft zu sorgen. Beim Arbeiten am Fenster oder bei einer Lichtquelle sollte zudem ein möglicher Schattenwurf, der das Werk teilweise ins Dunkel versetzen kann, berücksichtigt werden. Bei einer Handdominanz rechts wird empfohlen, die Lichtquelle links anzusetzen, um eine gute Beleuchtung zu gewährleisten.

Sammelt sich nun ein Repertoire an gefertigten Werken an, sind einige Punkte für eine gute Organisation dieser empfehlenswert. Wird ein Bild mit dem Datum versehen (von den Gestaltenden selbst oder von Therapeut*innen auf der Blattrückseite), so können auch später eventuelle Vergleiche angestellt werden. Die Signatur mit ihrem identifikatorischen Wert und der Titel sind weitere Bestandteile des Bildes, die zu dokumentativen Zwecken genutzt werden können. Alleine das Finden eines Titels kann zu einem therapeutischen Ziel beitragen, da es die Klient*innen dazu veranlasst, Gespürtes und Dargestelltes auch in Worte zu fassen. Bei einer Reihe von Werken ist es hilfreich, eine individuelle Mappe für jede/n Klienten/Klientin anzufertigen.

Wie der therapeutische Verlauf dokumentiert wird, ist natürlich jedem Therapeuten/jeder Therapeutin selbst überlassen. Effizient erscheint aber auf jeden Fall eine Beschreibung des Gestaltungsprozesses. Als Erinnerungsstütze können auch Fotos von den Werken angefertigt werden, sollten Klient*innen die Bilder gleich für sich beanspruchen und um sich haben wollen. Dafür sollte ein Einverständnis eingeholt werden, in vielen Institutionen ist aber eine Foto- bzw. Bilddokumentation Teil der Therapievereinbarungen.

Natürlich ist im Rahmen der Ergotherapie auch auf Ergonomie im Arbeitsprozess zu achten, dieser Teil wird aber hier nicht weiter behandelt, geht es doch oft um ein sehr impulsives oder auch in sich gekehrtes Arbeiten. Dennoch ermöglichen Staffeleien, Stühle, höhenverstellbare Tische, Bodenarbeitsplätze und Schrägpulte verschiedene Arbeitsweisen. Idealerweise gehört eine breitere Unterstützungsfläche dazu, sprich es könnte eventuell auch im Liegen am Boden gestaltet werden.

## 5.2 Material

Damit individuelle Wege für den Ausdruck innerer Bilder gewählt werden können, soll es den Therapeut*innen (oder auch der geldgebenden Instanz) ein Anliegen sein, ausreichend Material zur Verfügung zu stellen.

## 5.2 Material

Ziel ist es, gemeinsam mit den Klient*innen ein geeignetes Ausdrucksmittel zu finden. Bei der Auswahl spielt nicht nur die Bearbeitungsmöglichkeit eine wesentliche Rolle, auch Geruch und Beschaffenheit entscheiden über Annahme oder Ablehnung. Diese Kriterien sind für den Gestaltungsprozess an sich von großer Bedeutung, z. B. ist das Abfärben eines Kohlestiftes auf Papier und Hände oder der schmierende Umgang mit Fingerfarben nicht jedermanns Sache. Oft ist zu beobachten, dass die Klient*innen ein bevorzugtes Material haben, das sie immer wieder verwenden.

Grundsätzlich sollten Therapeut*innen das Material gut kennen und wissen, wie es wirkt. Ob es mehr den Gefühlsbereich oder den kognitiven Bereich anspricht. Ob es sich spontan verarbeiten lässt oder ob Vorkenntnisse und Werkzeug notwendig sind. Ob es eine stärker individualisierende oder eine mehr sozialisierende Wirkung hat. Letztendlich liegt es aber an jedem selbst, mit einem gewählten Material Kontakt aufzunehmen, am besten durch ein spielerisches Erforschen und Vertrautwerden mit Farben, Formen und Möglichkeiten der Verarbeitung. Auf diesem Wege erfahren Klient*innen Materialeigenschaften und Gestaltungsgrenzen, z. B. erkennt man bald, dass detailreiches kleinformatiges Zeichnen mit Ölkreiden eher schwierig werden kann.

Es ist durchaus erlaubt, die Klient*innen einmal auf ein neues Material einzuladen, um dessen Eigenschaften dabei therapeutisch zu nutzen. Das Material wirkt ja mit seinen Eigenschaften auf die Gestaltenden zurück. Ein Beispiel dafür wäre, mit einem zwanghaft, rational betonten Menschen, der Bleistift und Kugelschreiber bevorzugt, das Reich der Farbenvielfalt mit Kreiden oder sogar Fingerfarben zu erforschen.

Vonseiten der Gestaltenden ist ein verantwortliches Verhalten Voraussetzung, d. h., jede/r sollte wissen, dass Zeichenmaterial adäquat verwendet und schließlich auch gereinigt und aufbewahrt werden muss.

Erwähnenswert ist zudem der gesundheitliche Aspekt des Materials. Im Handel gebräuchliche Künstlerfarben (Wandfarben) sind bei normaler Verarbeitung zumeist toxikologisch unbedenklich. Wer aber mit Kindern oder geistig behinderten Menschen arbeitet, sollte gezielt darauf achten, dass die gewählte Malfarbe auch bei Verschlucken oder Hautkontakt unbedenklich ist.

**Papier und Format**
Papier sollte in verschiedenen Größen und Qualitäten vorhanden sein. So werden für das Malen mit Fingerfarben große, dicke Papierbögen benötigt (Packpapier oder Tapetenrollen). Teilweise besteht der Wunsch, auf Leinen oder Holz zu arbeiten. Je nach Möglichkeit kann auf solch spezielle Bedürfnisse eingegangen werden. Auch farbiges Papier sollte zur Auswahl stehen.

Während Kleinformate eher kontrollierte und feinmotorische Fingerbewegungen auslösen, eignen sich Großformate für weiträumige und ganzkörperliche Malbewegungen. Darüber hinaus wirkt das Arbeiten auf großem Papier psychomotorisch auflockernd und sanft anregend. Die Formatwahl kann als Teil des therapeutischen Prozesses hinsichtlich Selbsteinschätzung, Planung und Reflexion beobachtet und genutzt werden.

Wenn das Papier beim Malen verrutschen könnte, sollte es mit Klebeband auf der Unterfläche fixiert werden, um eventuellen frustrierenden Momenten vorzubeugen.

**Pinsel**
Der Pinsel schmiegt sich dem individuellen Krafteinsatz an und verschiedene Bewegungsakzente sind durch die Biegsamkeit möglich. Eine Dosierung und ein geplanter Gebrauch v. a. bezüglich Farbwechsel bzw. Pinselwechsel sind Teil des Prozesses.

Folgende Materialien werden interessanterweise in der angeführten Reihenfolge von den Malenden in Gebrauch genommen (Jacobi 1981). Das heißt, verschiedene Stufen der Ausdrucksstärke und -fähigkeit werden durchlaufen, von den ersten schüchternen Bleistiftzeichnungen bis zur Farbe und evtl. Fingermalen.

**Bleistift**
Dieses bequeme, einfache und meist verfügbare Material ermöglicht eine vielfältige Anwendung. Man unterscheidet verschiedene Härtegrade, wobei weiche Stifte für dicke, schwarze Striche geeignet sind, harte Bleistifte hingegen für sorgfältiges Zeichnen von Details. Das Material ermöglicht eine dünne, präzise Strichführung und eignet sich, etwas in seinen Konturen darzustellen, ob nun ein detailliertes Motiv oder einen flüchtigen Umriss.

Der Bleistift wird oft als Einstiegsmaterial verwendet. Die Gestaltenden müssen sich hierbei nicht festlegen, da das Gezeichnete ausradierbar und somit unverbindlich, nicht endgültig ist. Sowohl unsichere als auch rational betonte Menschen, die vom unbewusst emotionalen Bereich eher abgeschnitten sind, bevorzugen häufig dieses Material. Das Zeichnen mit Bleistift hat eine strukturierende, abgrenzende und stabilisierende Wirkung und ermöglicht sekundärprozesshaft gesteuertes, rational kontrolliertes Gestalten. Der therapeutisch entscheidende Vorgang passiert hier sekundär. Nicht im Gestaltungsprozess selbst, sondern in der nachfolgenden Auseinandersetzung mit Erfahrungsaustausch und Reflexion können positive Fortschritte bezüglich therapeutischer Ziele einsetzen.

Obwohl der Bleistift keine Farbdimensionen besitzt, die wesentlich für den emotionalen Ausdruck sein könnte, bietet er viele Möglichkeiten der Linien und Tönung. Wird oft Bleistift statt irgendetwas anderem gewählt, ist möglicherweise der emotionale Ausdruck gehemmt.

Vielfach beobachtet man, dass zuerst noch etwas zögernd zum Bleistift gegriffen wird, um Phantasien oder Traummotive festzuhalten. Mit der Zeit kann sich aber ein intensiver Drang zum Malen entwickeln, die Gestaltung kann dann sogar in satte Farben übergehen (Jacobi 1981) (Abb. 5.1).

**Feder**
Man unterscheidet Spitzfeder, Breitbandfeder (Schriftfeder), Rohrfeder (reagiert eigenwillig auf unterschiedlichen Druck), Tuschezeichner (gleichmäßiger Strich,

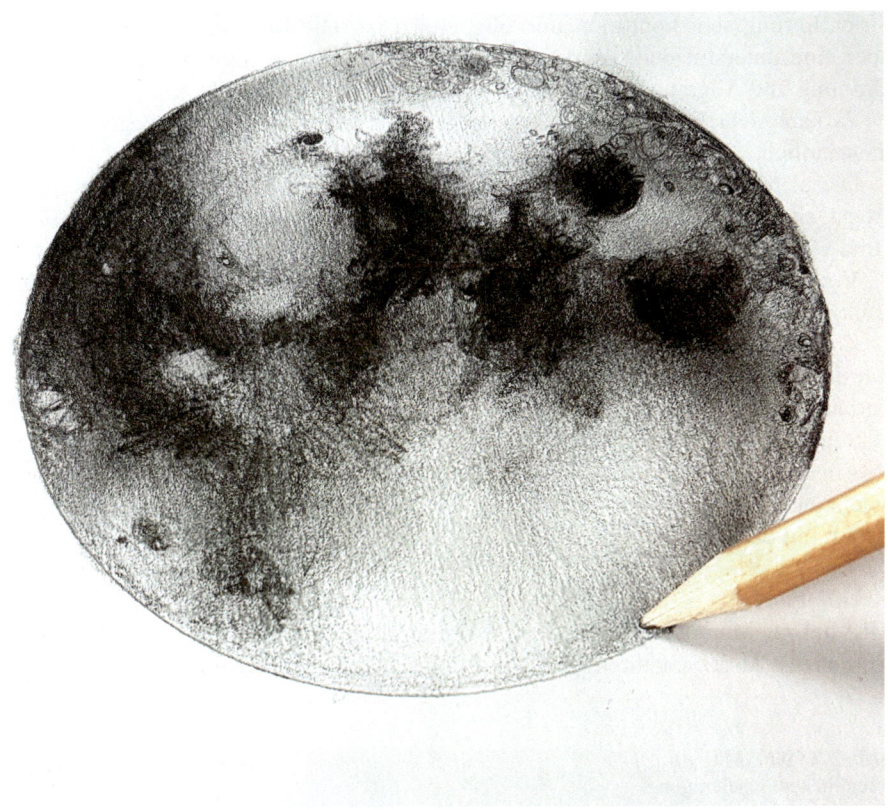

**Abb. 5.1** Mond. (Eigene Darstellung)

technisch genaue Zeichnungen), Patronenfüller (lebendigere nicht so gleichmäßige Linien), Art Pen (speziell zum Zeichnen entwickelt).

Möglichkeiten der Feder sind grafische Kombinationen von Linien und Punkten sowie Schraffur. Es sollte eher glattes Papier verwendet werden.

Spätestens in der Schule sind viele in Kontakt mit Federn und dem dosierten Aufdrücken dieser konfrontiert worden.

Auch die Wahl dieses Materials kann auf eine rationale Einstellung zumindest in Bezug auf das Dargestellte hindeuten.

Für Klient*innen mit eingeschränkten Funktionen der Hände (Arthritis, Lähmungen,…), ist dieses Material eher nicht geeignet, da es lockere und fließende Bewegungen von Arm und Hand voraussetzt.

**Bunt- und Filzstifte**
Das Zeichnen mit Bunt- und Filzstiften ist bekannt und beliebt. Bis zu einem gewissen Grad ist der Ausdruck von Gefühlen möglich, dieser wirkt jedoch eher hart und kalt. Bei diesem Material behält der Zeichner eine starke Kontrolle, da die

Strichführung sehr konturiert und abgegrenzt ist. Die Bunt- und Filzstifte haben aber eine unterstützende Wirkung im Prozess der Stabilisierung, Strukturierung, Ordnung und Abgrenzung.

Es kann sehr linienbetont gearbeitet werden, das Ausmalen hingegen ist eher umständlich.

Dieses Material hat den Vorteil, dass es „sauber" ist. Viele Klient*innen haben Angst, sich beim Malen schmutzig zu machen, und ziehen deshalb die festen Farbstifte vor.

Vor allem wird ein sekundärprozesshaftes Gestalten zugelassen, darum werden Bunt- und Filzstifte gerne von rational betonten Menschen verwendet.

Zu ergänzen ist, dass bei kraftloser Herangehensweise oder Schwierigkeiten mit der Stifthaltung und dem Stiftdruck die Filzstifte zu bevorzugen sind, da der Farbauftrag leichter möglich ist als bei Buntstiften. Auch da gibt es natürlich Härteunterschiede.

Am Markt haben sich auch Filzstifte etabliert, die im Anschluss ans Konturen zeichnen mit einem Pinsel vermalt werden können. Sie könnten ein Einstieg in die Arbeit mit dem Pinsel sein (Abb. 5.2).

**Kreide/Kohle**
Mit diesem Material können sowohl breite als auch kantige Striche angefertigt werden. Es lässt Schattierungen gut zu. Die Möglichkeit, Kreide und Kohle mit

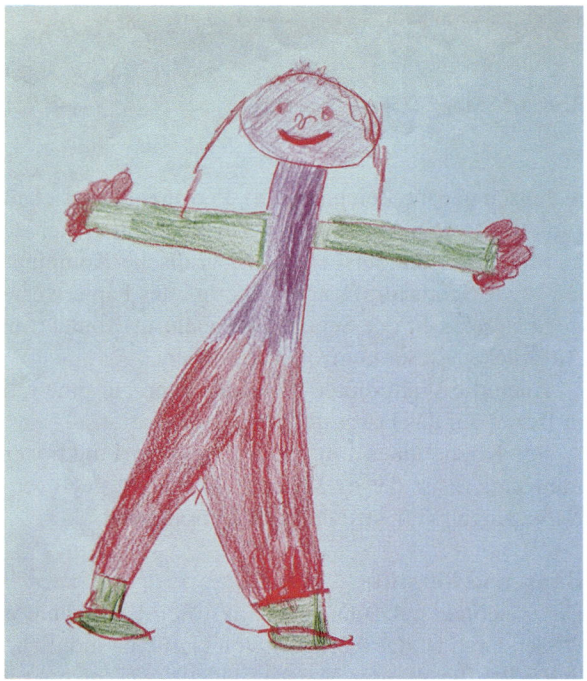

**Abb. 5.2** Ich. (Mit freundlicher Genehmigung der Patientin)

den Fingern zu verwischen, wird von den Klient*innen auf sehr unterschiedliche Weise angenommen, je nachdem, wie die sensorische Verarbeitung funktioniert.

Kohle kann in einem gemeinsamen Prozess auch selbst hergestellt werden, was Planung und längere Vorbereitung in Anspruch nimmt, aber einen weiteren Bezug zum Material schaffen kann.

Wichtig ist, dass die entstandenen Bilder fixiert werden müssen, damit sie nicht im Nachhinein verwischt werden. Wird dafür zum Beispiel Haarspray verwendet, wird das taktil anfordernde Material auch um eine olfaktorische Note ergänzt (Abb. 5.3).

**Pastellkreiden**
Pastellkreiden sind maltechnisch einfach zu handhaben, sowohl flächiges als auch linienbetontes Malen ist möglich. Die Farbe kann auf dem Papier mit den bloßen Fingern verrieben werden, was den identifikatorischen Bezug zur Gestaltung fördert.

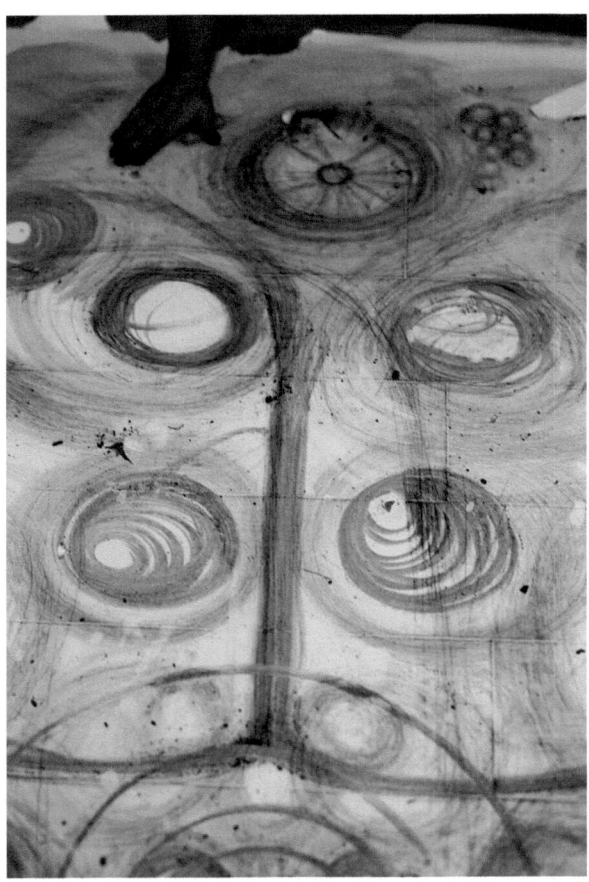

**Abb. 5.3** Körpermalen. (Eigene Darstellung)

Da sich die Farbtöne zwar durch Ineinandermalen gut mischen, aber nicht völlig abdecken lassen, ist es z. B. in Gruppengestaltungen kaum möglich, dass ein/e Klient*in das von seinem/ihrem Gegenüber völlig übermalt. Bei Wunsch nach mehr Genauigkeit muss spezielles Papier verwendet werden und erneut auf das Fixieren (z. B. mit Haarspray) geachtet werden (Abb. 5.4).

**Ölkreiden**
Ölkreiden ermöglichen mit ihren großen farblichen Variationsmöglichkeiten (gr. Farbpalette) und ihrer Farbintensität einen sehr differenzierten Ausdruck. Farbliche und formale Vielfalt entspricht einer dynamischen Kraft des Unbewussten (Schottenloher 1989).

Aufgrund ihrer festen Konsistenz eignet sich der Einsatz von Ölkreiden für Menschen, die im emotionalen Bereich noch Hemmungen haben, sich aber bereits über die Farbe selbst auszudrücken vermögen. Sie erlauben durch den Charakter des Stiftes noch genügend Distanz und „Kontrolle" beim Malen.

Je nach Verwendung ermöglichen Ölkreiden geplantes, strukturiertes und rational bestimmtes Gestalten (sekundärprozesshaft), experimentierenden, spielerischen, entlastenden und regressiven Umgang (primärprozesshaft). Primärprozesshaft meint die therapeutische Bedeutung beim Gestalten an sich. Ob lockernd, entspannend oder wahrnehmungsintensiv, der Gestaltungsprozess und das Erleben erscheinen wichtiger als das Ergebnis.

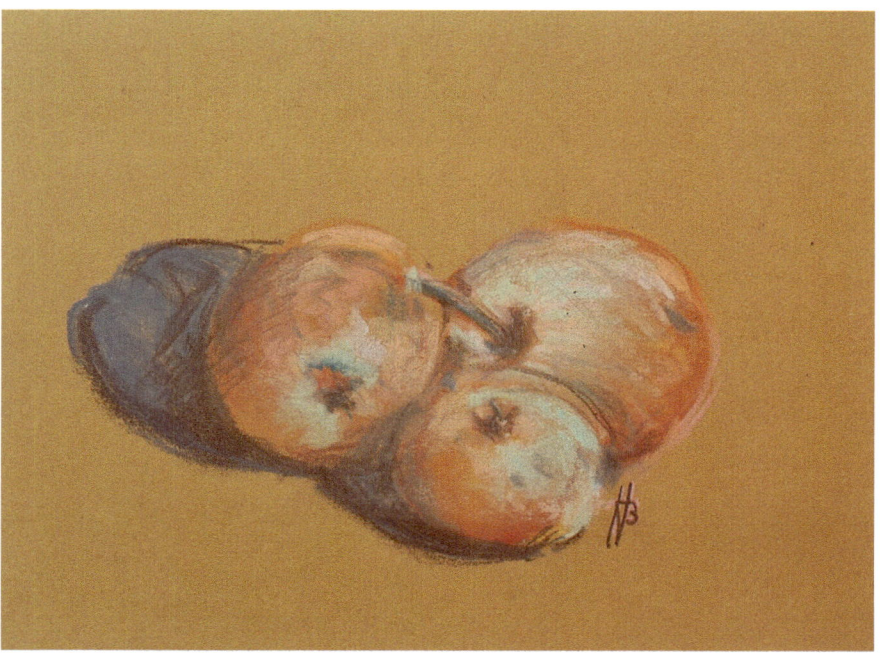

**Abb. 5.4** Äpfel. (Eigene Darstellung)

## Acrylfarben

Diese eher dickflüssigen, wasserverdünnbaren Farben sind sehr farbintensiv und eigenen sich besonders gut für großflächige und experimentelle Malaktionen. Im Umgang mit diesem Material steht das affektive Gestalten im Vordergrund.

Acrylfarben sind stark deckend und mischbar, falls sie noch nicht trocken sind. Vorsicht ist geboten bezüglich beschmutzter Kleidung, denn diese Farben trocknen wasserfest (Abb. 5.5).

## Aquarell-/Wasserfarben

Wasserfarben eignen sich durch ihren fließenden, transparenten Charakter sehr gut, um emotional-dynamische Prozesse zum Ausdruck zu bringen. Sie lassen sich mit einem dünnen Pinsel zart und vorsichtig auf das Papier bringen oder können mit einem dicken Pinsel stark und flächig aufgetragen werden. Vielfältige Variationen und Effekte sind möglich. Die Farbtöne können spielend ineinander fließen oder gezielt gemischt werden. Dieser Prozess ist im Vorfeld aber bei geeignetem Papier auch direkt beim Auftragen der Farbe machbar. Für technisch korrekte

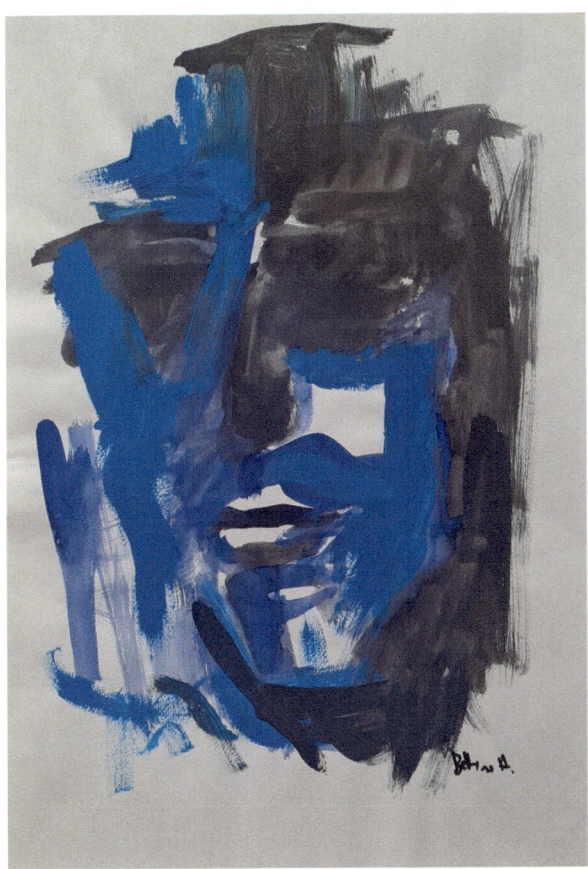

**Abb. 5.5** Du. (Eigene Darstellung)

Aquarelle ist ein strategisches, gut geplantes Vorgehen von Bedeutung. Unter anderem sollten Trocknungszeiten eingeplant werden.

Farbpigmente können auch selbständig angerührt werden, um die Konsistenz der Farbe (flüssiger oder fester) zu beeinflussen und den Prozess des Gestaltens zu erweitern (Abb. 5.6).

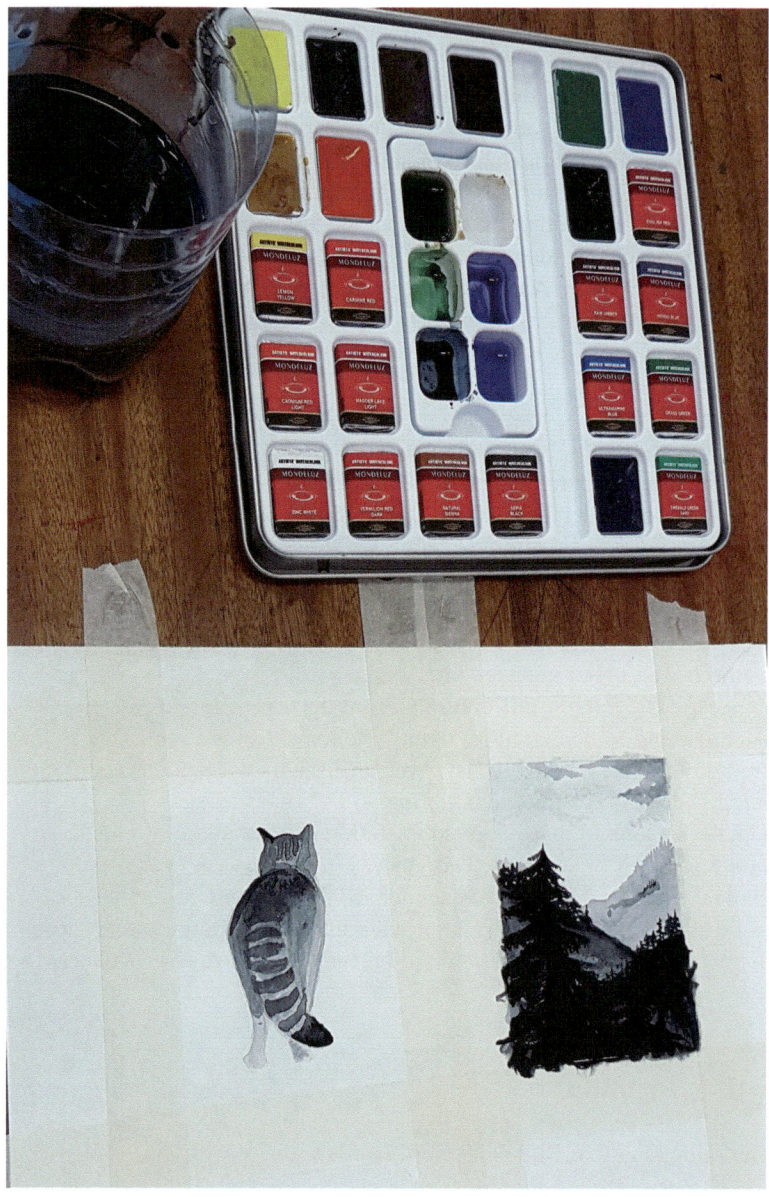

**Abb. 5.6** Katze. (Eigene Darstellung)

## 5.2 Material

**Fingerfarben**

Fingerfarben sind in ihrer Konsistenz weich, dickflüssig und feucht, weshalb sie teilweise als schmutzig empfunden werden. Sie sind wasserverdünnbar und bleiben es auch. Dieses Material ist völlig ungiftig, auch ein unvorhergesehenes Verschlucken ist unbedenklich.

Wenn mit bloßen Fingern aufgetragen wird, entsteht ein intensiver, taktiler Bezug und ein unmittelbares, farbintensives Malerlebnis.

Beim Gestalten mit den Händen können Gefühle wie Wut und Aggression ausgelebt werden, es besteht ein direkter Kontakt zum Material und zur Farbe, ohne einen Pinsel oder Ähnliches zwischenzuschalten. Dadurch wird die rationale, kritische Kontrolle weitgehend ausgeschaltet und unbewusstes Empfinden wird unmittelbar von den Händen in das Material geleitet und gestaltet.

Beim Schmieren mit den Fingerfarben werden regressive Fantasien und Bedürfnisse aktiviert, dies könnte sogar an das Schmieren mit Kot im Kleinkindalter erinnern. Im Umgang mit dem Material liegt eine starke kathartische Wirkung. Fingerfarben können entlastende, spannungsreduzierende, enthemmende und triebnahe Qualitäten zugesprochen werden (Abb. 5.7).

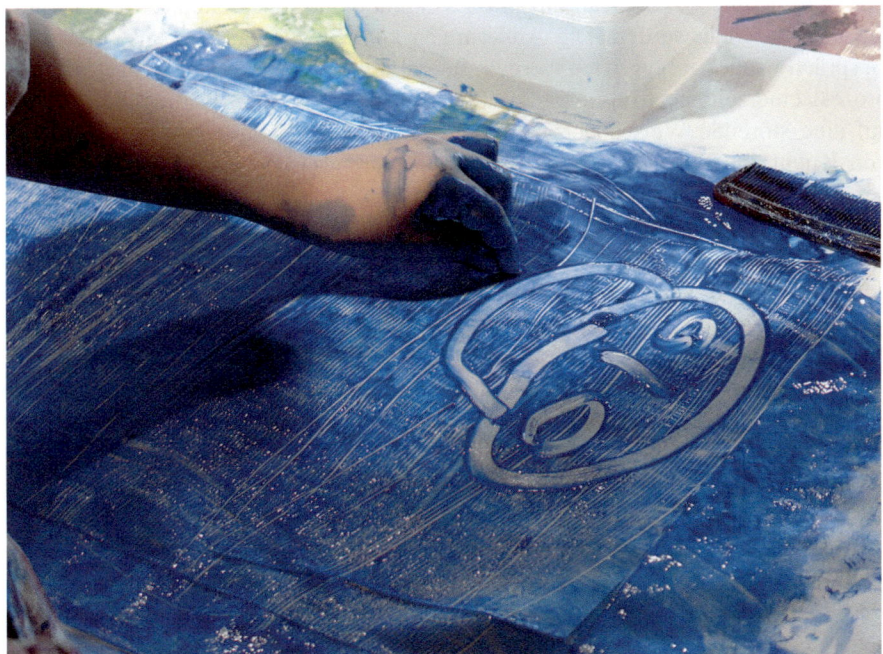

**Abb. 5.7** Fingerfarben. (Eigene Darstellung)

## 5.3 Anforderungen an Therapeut*innen

Grundsätzlich ist es wichtig, das Zeichnen und Malen nicht als einfach zu betrachten, denn es stellt große Anforderungen an Klient*innen, z. B. Mut, sich zu zeigen/zu öffnen. Aus diesem Grund sollte Klient*innen zu Beginn Zeit zum „Sein" ermöglicht werden, ohne lenkenden Eingriff von außen. Erst dann, wenn der Aufbau einer gut funktionierenden therapeutischen Beziehung abgeschlossen ist, kann an Behandlungsziele gedacht werden. Dabei sollten die Bedürfnisse der Klient*innen berücksichtigt werden, z. B. der Wunsch nach Zurückgezogenheit oder Kontakt, was nicht selten von der Tagesverfassung abhängen kann.

Von Therapeut*innen ist eine beobachtende Präsenz ohne voreingenommene Erwartung gefordert. Eine wache Aufmerksamkeit für den Malprozess gibt zahlreiche, nützliche Aufschlüsse. Mimik, Gestik, ein plötzliches Stocken oder längeres Zögern im Gestalten, eine ungewöhnliche Gehetztheit, all das verdeutlicht die momentane Situation des Klienten/der Klientin. Neben der möglichst objektiven Beobachtung ist entscheidend, therapeutische Ziele immer im Auge zu behalten.

Findet der/die Klient*in Worte für das momentane Erleben, sollte dies von Therapeut*innen während des Gestaltungsvorgangs nicht kommentiert werden, sondern Therapeut*innen sollten es in das momentane Gestaltungserleben integriert wahrnehmen. Der Erfahrungsprozess könnte durch begleitendes Kommentieren unterbrochen werden. Die Äußerungen können durchaus im anschließenden Gespräch wieder aufgegriffen werden. Interaktionen beeinflussen den Gestaltungsprozess einerseits positiv, indem kreative Potenzen gefördert werden, andererseits auf eine störende Weise. Der/die Therapeut*in soll Reaktionen auf Äußerungen von Klient*innen zeigen, innerhalb der Gestaltungsarbeit steht jedoch vielmehr der schöpferische Prozess im Vordergrund.

Wichtig von therapeutischer Seite ist v. a., Sicherheit und Unterstützung zu gewährleisten, einerseits durch Präsenz und Rahmenbedingungen, andererseits muss dem Klienten/der Klientin evtl. Hilfe angeboten werden, konfliktreiches, emotional besetztes Material künstlerisch darstellen zu können. Auch ein Gefühl der Kontinuität sollte dabei entstehen, d. h. der/die Klient*in kann sicher sein, nächste Woche zur selben Zeit wiederkommen zu können, oder er/sie kann z. B. auch Zeichnungen zu Hause anfertigen und dann mitbringen. Sollte das Zeichnen und Malen in einem Gruppensetting stattfinden, ist vermehrt darauf zu achten, sichere Räume für die individuelle Herangehensweise zu gewährleisten, auch wenn der Gruppenaspekt neue Möglichkeiten in der Auseinandersetzung und Interaktion eröffnet.

Eine weitere Voraussetzung ist die wertungsfreie Grundhaltung, die Therapeut*innen mitbringen sollen, mit Akzeptanz und einfühlendem Verständnis. Durch Behutsamkeit sollten Therapeut*innen sowohl Abgrenzung als auch Offenheit ermöglichen. Es ist v. a. wichtig, die unterschiedlichen psychodynamischen Strukturen jedes/r Einzelnen zu beachten und darauf Rücksicht zu nehmen.

Die Individualität berücksichtigend, sollten Ergotherapeut*innen nun entscheiden, wie direktiv sie ihre Therapie gestalten. „Direktiven" sind Zeichnungsaufforderungen wie Themenvorgaben (Aissen-Crewett 1987). Bei Mangel an

## 5.3 Anforderungen an Therapeut*innen

Spontaneität wird die Therapie direktiv gestaltet, so können Reaktionen durch Materialwahl und Themen gesteuert werden. Nicht direktiv wäre hingegen, Themen- und Materialwahl gänzlich den Klient*innen zu überlassen. In der nicht direktiven Herangehensweise ist auch der Malraum nach Arno Stern zu erwähnen, in dem das Innerste durch das pure Vorhandensein eines Raums und Malfarbe wie Pinsel nach außen gebracht werden kann. Der Schwerpunkt liegt nicht auf dem Endprodukt, sondern dem Erlebnis im Jetzt. Und dieses Erlebte wiederum wird nicht sprachlich kommuniziert. Das Malen unter Sterns Aufsicht verfolgt keinen therapeutischen Zweck und ist deshalb keine Kunsttherapie, sondern der Schwerpunkt liegt auf der praktischen Betätigung. Die Begleitung und Hilfe bei der Umsetzung nach Arno Stern kann unter bestimmten Voraussetzungen Eingang in der Ergotherapie finden.

Anfangs benötigen viele Klient*innen Struktur und Vorgaben, im Wesentlichen aber einen Raum für Gestaltungsprozesse. Die große Freiheit des leeren Malpapiers ängstigt manche. Dasselbe Problem zeigt sich bei gänzlich freien Themen wie „Malen Sie irgendetwas, das Sie gerade bewegt". Im Gegensatz dazu kann zu viel Unterstützung zu Abhängigkeit führen. Sie deshalb zu verweigern, ist jedoch keine Lösung. Abhängigkeitsgefühle oder -probleme gehören zu einem großen Feld von Schwierigkeiten, die im therapeutischen Prozess erneut begleitet werden müssen.

Es ist nicht notwendig, über alles, was geschieht, zu sprechen oder die persönliche Ebene zu betonen. Vor allem leistungsorientierte Kommentare und Korrekturen sind absolut fehl am Platz. Dinge und Themen, die in der Luft liegen, sollten aber durchaus angesprochen werden, z. B. wenn aggressives Verhalten mit den Materialien gezeigt wird oder eine scheinbare Ablenkung am Malprozess beobachtet wird.

In dem dem Gestaltungsprozess folgenden Gespräch können schließlich offene Fragen geklärt werden:

Was war Ihnen wichtig?
Was hat Sie emotional berührt?
Was hat dabei Spaß gemacht, was Stress?

Entscheidend für ein gut funktionierendes Gespräch sind eine behutsam empathische Atmosphäre und Respekt vor dem individuellen Erleben der Klient*innen. Dabei ist zu beachten, Ausführungen auf das Bild zu beziehen, dieses aber nicht zu „zerpflücken". Ebenso zu vermeiden sind Verallgemeinerungen, viel wichtiger ist es, Angesprochenes in den nötigen Zusammenhang zu bringen, damit Klient*innen es auch aufnehmen und verarbeiten können. Inhalte des Gesprächs wären Gestaltungsmittel, Gefühlsäußerungen, Reflexion, Assoziationen. Manchmal ist es hilfreich, frühere Gestaltungen einzubeziehen (wenn vorhanden). Diese Nachbearbeitung besteht aus vielen Rückmeldungen und Fragen, die Klient*innen dazu anregen sollen, verstärkt auf ihr eigenes Erleben zu achten. Das Gespräch bringt das Bild in Kontext mit der Lebenssituation und verbindet die Gestaltung mit der äußeren Realität.

Das Vorgehen eines Therapeuten/einer Therapeutin ist ebenso abhängig von verschiedenen Ansätzen. Petzold und Orth (1991) beschreiben folgende:

- Produktionsorientierter Ansatz: Es geht hier mehr um die Aussagekraft von dargestellten Symbolen als um eine therapeutische Bearbeitung des Gestaltungsprozesses.
- Interaktioneller/kommunikativer Ansatz: Die Gestaltung wird als Mittel zur Kommunikation gesehen, als Ergänzung oder Ersatz dieser.
- Erlebnisorientierter Ansatz: Erlebnis und Erfahrung während des Prozesses stehen im Vordergrund (evtl. wird Verdrängtes aktualisiert).

Neben all diesen Anforderungen sollten Therapeut*innen Lockerheit, Natürlichkeit, Selbstverständlichkeit und vielleicht sogar die eigene Freude am gestalterischen Tun nicht vernachlässigen oder verlernen.

## 5.4 Ablauf einer Therapieeinheit

In den meisten Fällen ist man im Ablauf der Ergotherapie an Rahmenbedingungen gemäß der ärztlichen Verordnung gebunden. Ob die Einheit nun 45 min, 60 min oder in wenigen Fällen auch 90 min dauert, ist eine Sache, ob sie im Einzelsetting oder Gruppensetting stattfindet, eine andere. Das heißt, es muss zuallererst auf die gesetzlichen Rahmenbedingungen Rücksicht genommen werden, um dann gezielt das Zeichnen und Malen in der Ergotherapie zu planen.

Um den therapeutischen Ablauf organisiert zu gestalten, dienen die vier Phasen aus der integrativen Therapie. Petzold und Orth (1991) teilen den Ablauf einer Therapie wie folgt ein:

**A. Initial- oder Warm-up-Phase (Einfinden)**
In dieser Anfangsphase besprechen Therapeut*in und Klient*in den Ablauf der Therapie, bezugnehmend auf Arbeitsphasen und Pausenregelung, Einzel- oder Gruppenarbeit etc. In der Ergotherapie werden hier so gut es geht Schwerpunkte, Ziele und Themen der Einheit abgeklärt. Es sollten Vereinbarungen getroffen werden, welches Material verwendet werden kann oder soll und wie viel Zeit zur Verfügung steht. Vor allem ist es wichtig, den Klient*innen gut verständlich zu machen, worum es eigentlich geht. Nämlich nicht um das Endprodukt, sondern um ein spezielles therapeutisches Ziel, an dem gearbeitet wird. Zum Beispiel wird in der Ergotherapie kein Selbstporträt gemalt, um es dann zu verkaufen, zu verschenken oder auszustellen, sondern um sich selbst besser zu erkennen und wahrzunehmen, um beispielsweise an einem Identitätsaufbau zu arbeiten.

Wie viel dieser Initialphase tatsächlich verbalisiert und ausgefüllt mit Rahmenbedingungen wird, bleibt sehr individuell auf Klient*innen abgestimmt. Es soll vor allem eine Einstimmung in den Prozess und ein Abstecken der Grenzen darstellen, das wiederum einen sicheren Rahmen bilden soll.

## B. Aktions- und Produktionsphase

Der kreative Prozess beginnt, eine Auseinandersetzung mit den Materialien, bildnerischen Mitteln, Farben und Formen und deren Umsetzung auf die Bildfläche. Klient*innen organisieren sich hier Material und Arbeitsplatz, wie sie es brauchen, um sich dann voll und ganz auf die Gestaltungsarbeit zu konzentrieren. Zu Beginn steht die Auswahl, welches Material Verwendung finden soll, eventuell werden dann Formen und Farben ausprobiert und schließlich geht es an die Realisierung einer Bildvorstellung bzw. um ein freies Malspiel am Papier. Wichtig ist, dass Werk und Prozess im Mittelpunkt der Aufmerksamkeit stehen.

Der/die Ergotherapeut*in übernimmt in dieser Phase eine unterstützende, korrigierende, mehr oder weniger aktive Rolle. Das Arbeiten sollte ohne Sprechen und Intervenieren vor sich gehen, mit Ausnahme, dass die Notwendigkeit dafür besteht.

## C. Integrationsphase

Nach Fertigstellen der Gestaltung wird nun Erlebtes besprochen und reflektiert. Erfolg, Misserfolg, Fort- und Rückschritte sollen den Klient*innen transparent gemacht werden. Reflektiert werden sowohl Verhaltensweisen während des Gestaltungsprozesses, der Umgang mit Material und Rahmenbedingungen, als auch persönliche Empfindungen und Schwierigkeiten usw. Im günstigsten Fall folgt eine selbstkritische Auseinandersetzung mit dem entstandenen Bild.

Im Gruppensetting wird nicht nur Rückmeldung von therapeutischer Seite gegeben, im gemeinsamen Gestalten können auch Mitgestalter*innen in den Reflexionsprozess eingebunden werden.

## D. Neuorientierungsphase

Die Therapieeinheit kann ihren Abschluss finden, indem emotionale und rationale Erfahrungen in den Alltag transferiert werden. Z.B. werden im Gestaltungsprozess Verhaltensweisen bewusst, die der/die Klient*in auch aus seinem/ihrem Alltagsleben kennt und die dort vielleicht Schwierigkeiten mit sich bringen. An diesem Verhalten kann nun in der gestalterischen Ergotherapie gearbeitet werden. Erst in Bezug auf den Malprozess, dann im Hinblick auf den Alltag.

> **Beispiel**
>
> Ein Klient will in einer Therapieeinheit ein riesiges Bild malen. Erwartungsgemäß wird ihm aber die Zeit zu kurz. Auch in seinem Berufsleben fühlt er sich gestresst und erreicht seine Ziele nicht in der geplanten Zeit. Arbeitet man nun in der Ergotherapie daran, die Zielsetzung dem Zeitrahmen anzupassen oder umgekehrt, und eine Selbstwahrnehmung in diesem Bereich zu erlangen, können Strategien erst im Gestaltungsprozess geübt und dann im alltäglichen Leben angewendet werden. ◄

## 5.5 „Ich kann nicht malen"

Natürlich ist das Malen und Zeichnen nicht jedermanns Sache. „Ich kann nicht malen" bekommen Therapeut*innen, aber auch Pädagog*innen immer wieder zu hören. Es stellt nun eine große Aufgabe für gestalterisch arbeitende Ergotherapeut*innen dar, Klient*innen zu ermutigen, sich überhaupt auf ein bildnerisches Gestalten einzulassen.

Am schwierigsten ist es, sogenannte Verstandesmenschen oder Rationalisten zum Malen zu bringen (Jacobi 1981). Der Verstand stelle sich hier zwischen Sinneswahrnehmung, Gefühle und z. B. Farbempfinden. Ein Mathematiker z. B. findet viel seltener eine Beziehung zum Malen als ein Schneider oder eine Fotografin. Es sind aber gerade die Theoretiker*innen, die von ihrer Gefühlswelt in gewisser Weise abgeschnitten sind und das Malen am meisten brauchen würden. Denn beim Malen wird der Denkapparat gleichsam ausgeschaltet zugunsten einer ganz anderen Seite des psychischen Lebens (Jacobi 1981).

Bei manchen Menschen entsteht das Bedürfnis ganz von selbst, sich in einem anderen Material als dem des Wortes mitzuteilen.

Im Gegensatz dazu zeigt sich nicht selten ein richtiges Desinteresse, etwas zu malen, was sich durch verschiedene Überlegungen begründen lässt.

Bei geriatrischen und psychiatrischen Klient*innen z. B. besteht durch Antriebs- und Konzentrationsschwäche oft Abneigung gegenüber bildnerischen Äußerungen. Diese wollen, statt zu zeichnen, eher aufs Schreiben ausweichen. Auch bei Kindern kann man diese Tendenz zum Teil noch vor Schuleintritt beobachten: wenig Interesse fürs Zeichnen, aber hohe Motivation bei Buchstaben und Zahlenkonstruktionen.

Teilweise ist es wirklich diese Angst vor dem weißen Papier, vor der freien Fläche, die es zu füllen gilt, die eine Abneigung gegen das gestalterische Arbeiten erzeugt, eine Abneigung, die viel mehr vielleicht eine Angst ist, wenn es gilt, eine weiße Fläche zu füllen.

▶ Beim Malen auf Zeitungspapier fällt viel Angst vor der weißen Fläche weg. Klient*innen können sich dann besser einlassen.

Diese Ängste sind oft gekoppelt mit Hemmungen, sich selbst zu überwinden oder etwas auszuprobieren, das auch schief gehen kann. Manchmal ist es die fehlende Übung, aber auch zu wenig Selbstvertrauen oder eine frühere Entmutigung. All das könnte den freien Zugang zum Malen hemmen. Aufgrund von ständigen Belehrungen, Zensuren oder Selektion entwickelt sich am Ende der Schulzeit auch kaum spontane Lust am bildnerischen Gestalten. Freiheit und Identität drohen im Schulunterricht verloren zu gehen, wenn man z. B. bedenkt, dass in einer Klasse 25 einander sehr ähnliche Bilder entstehen und dabei eines ausgewählt und am Gang aufgehängt wird. Phantasie, Unterscheidbarkeit und Individualität des Kindes verlieren hier ihren Stellenwert.

Leistung und Konkurrenz sind ja bekanntlich Gift für den persönlichen Ausdruck. Die Motivation wird dadurch stark gedrückt. Ebenso wenn Klient*innen Angst vor Enthüllung, Versagen oder technischen Schwierigkeiten haben. Teilweise wird die Beobachtung des Ergotherapeuten/der Ergotherapeutin als kontrollierend und bedrohlich empfunden.

Meist zeigt sich anfänglich Widerstand aufgrund der Angst vor der eigenen Insuffizienz. Dies muss grundsätzlich als notwendige Form der Verweigerung akzeptiert werden, jedoch sollten mögliche Ursachen abgeklärt werden.

Der Widerstand kann sich auf unterschiedliche Weise äußern:

a) Abwertung der Therapieeinheit
b) Intellektualisierung und Rationalisierung: Es zeigen sich keine spontanen Emotionen auf ein Thema, keine individuelle gefühlsmäßige Verarbeitung, sondern häufiges Nachfragen, Erklären und sozialkritische Darstellungen prägen den Prozess.
c) Farblosigkeit (Bleistiftzeichnungen)
d) Unsichere Strichführung
e) Regression der Zeichenentwicklung (Strichmännchen)
f) Formale Kriterien wie Geometrisierung, streng eingeteilte Bereiche im Bild, starre Grenzen
g) Abwehr eines Themas

**Wie können Ergotherapeut*innen reagieren?**
Zuerst muss festgestellt werden, ob es sich bei dem Desinteresse um eine erste unsichere Abwehrhaltung oder doch um tatsächlichen Widerwillen gegen das Zeichnen und Malen handelt. Die therapeutische Beziehung spielt in diesem Überlegen ebenso eine Rolle.

Die Kunst der Motivation kann zum Einsatz kommen. Es ist zu beachten, dass Selbständigkeit, Aktivität, Anschauliches, Erfolgsbestätigung und ein mäßiger Grad an Ungewissheit motivationsfördernde Bedingungen darstellen. Zum Teil regen sich Klient*innen gegenseitig an: „Der/die hat das gemacht, das möchte ich auch probieren". Für die Therapeut*innen ist natürlich entscheidend, ein gutes Maß zwischen Über- und Unterforderung anzubieten, damit der Handlungsspielraum und die Motivation sich optimal entwickeln können. Über- und Unterforderung wirken motivationshemmend. Die Unklarheit von Bedeutungen, Anleitungen, Absicht, Zielen und teilweise zu viel Lob können die Motivation gering halten.

Wenn nun Angst vor technischen Schwierigkeiten besteht, sollten einfache und schnell erlernbare Techniken angeboten werden (z. B. Collagen). Ängste können häufig mit der richtigen Material- und Technikauswahl überwunden werden. Für die erste Überwindung und einen dennoch funktionellen Zugang dienen auch Stempel und Schablonen, aus denen schließlich Künstlerisches entstehen kann (Abb. 5.8, 5.9).

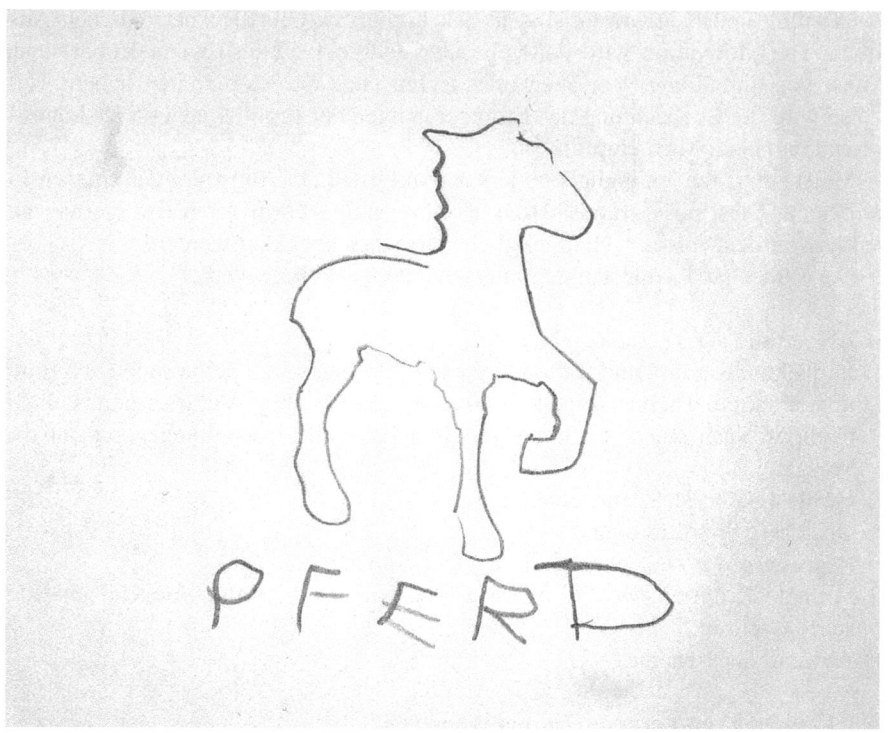

**Abb. 5.8** Pferd. (Eigene Darstellung)

Inspirationsquellen können Hilfe bieten. Dabei sollen nicht Kunstbilder abgemalt werden, sondern eigenständige Bilder gestaltet werden. Inspiration wie Kalenderbilder, Kunstdrucke usw. können Klient*innen durchaus motivieren. Von tiefenpsychologischer Seite ist dies jedoch umstritten, da Inspirationen den Zugang zur eigenen, inneren Bilderwelt verstellen (Keller 2001). Kinder gestalten spontan und ohne Inspirationen.

Empfehlenswert ist, weg vom gegenständlichen Malen hin zu einem „unverfänglichen Verführen" zu verhelfen. Am besten werden Techniken angewendet, deren Ergebnis immer gelingt.

Bei Kindern und Jugendlichen, die in ihrer Schullaufbahn zum Teil sehr viel schreiben müssen, kann anderes Material als ein Stift helfen, die Motivation zu steigern, z. B. mit Essstäbchen, mit dem Finger im Sand malen, evtl. eine Tontafel oder Metallfolie ritzen, mit Straßenkreiden malen oder eine (Zauber-)Tafel verwenden. Fensterfarben oder Badewannenfarben bringen das Malen in einen anderen Kontext und können eine Initialzündung für das Gestalten anbieten.

Ergänzt man weitere Sinneskanäle mit einem Vibrationsstift, einer Erdfarbe oder dem Malen mit Tee oder Kaffee, löst das so manche Hemmungen.

## 5.5 „Ich kann nicht malen"

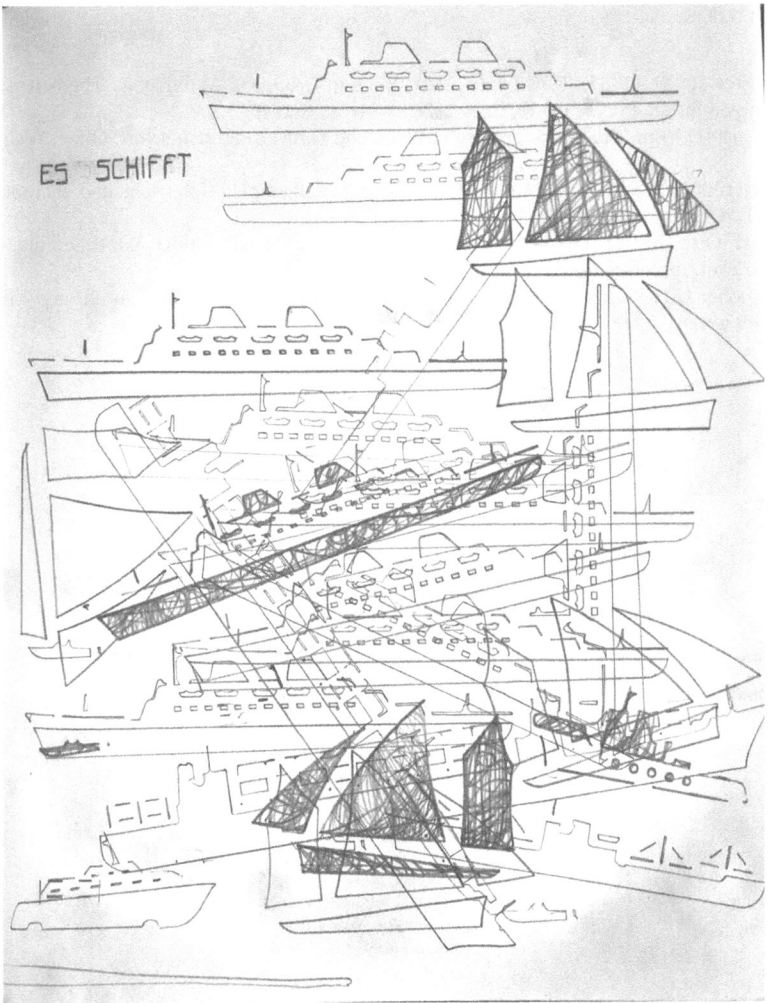

**Abb. 5.9** Schiffe. (Eigene Darstellung)

**Niemand muss malen!**
Vermag der/die Therapeut*in jemanden nicht zu motivieren oder bleibt eine Abneigung bestehen, so muss man hinnehmen, dass er/sie nicht bildnerisch gestalten möchte. Ein ergotherapeutischer Einsatz von Maltechniken wäre in diesem Fall nicht angebracht. Die Ergotherapie bietet ja noch viele andere Möglichkeiten.

## Literatur

Aissen-Crewett M (1987) Kunst und Therapie mit Gruppen. Aktivitäten, Themen und Anregungen für die Praxis. Dortmund, verlag modernes lernen
Jacobi J (1981) Vom Bilderreich der Seele. Wege und Umwege zu sich selbst. Olten, Walter-Verlag
Keller G (2001) Körperzentriertes Gestalten und Ergotherapie. Unterricht und therapeutische Praxis. Dortmund, verlag modernes lernen
Petzold H, Orth I (1991) Die neuen Kreativitätstherapien. Handbuch der Kunsttherapie. Bd I/II. Paderborn, Junfermann
Schottenloher G (1989) Kunst- und Gestaltungstherapie. Eine praktische Einführung. München, Kösel-Verlag

# Praktische Anwendung 6

> **Zusammenfassung**
>
> Es gibt viele Techniken mit unterschiedlichen Schwierigkeitsgraden und Anforderungen an die jeweiligen Ausdrucksfähigkeiten und motorischen Fähigkeiten. Dazu zählt auch, in welcher Position und mit wie viel Kraft und Genauigkeit bei der jeweiligen Technik gearbeitet werden muss. Die Auflistung der Techniken ist in Themen unterteilt: Überraschungstechniken, Lockerungstechniken, Entspannungstechniken, Phantasietechniken, Wahrnehmungstechniken und kommunikative Techniken. Die einzelnen Ideen können beliebig ergänzt, erweitert und kombiniert werden.

## 6.1 Techniken

Um diagnostische Vorhaben oder therapeutische Ziele zu verfolgen, muss eine geeignete Technik gesucht werden. Günstig ist es, ein Repertoire an Möglichkeiten zu besitzen.

Die Art der Technik richtet sich nicht nur nach den ergotherapeutischen Zielen und den Wünschen der Klient*innen. Institutionelle Möglichkeiten, die Ausdrucksmöglichkeiten der Klient*innen und, wenn auch nicht gewollt, der persönliche Stil der Therapeut*innen beeinflussen die Wahl. Präferenz für Stile, Inhalte und Medien darf aber nicht auf die Arbeit mit den Klient*innen übertragen werden, es sollte Flexibilität und Variabilität als Grundhaltung vorherrschen. Selbstverständlich sollte auch Raum geschaffen werden für Klient*innen, selbst eine Technik auszuwählen.

Dort, wo es sich um eine möglichst genaue Wiedergabe eines Gegenstandes oder einer Person handelt, ist eine Handfertigkeit und oftmals Übung von Vorteil. Wenn es jedoch um die Konkretisierung oder den Ausdruck diffuser Gefühle, Zustände, innerer Visionen geht, wird die Aufgabe schwieriger, weil dann auch Phantasie und Intuition von Bedeutung sind.

Der Malprozess beginnt und der/die Malende weiß noch gar nicht, was er/sie auf das Papier setzen möchte. Es wird mit Farbe oder Bleistift irgendwo auf der Unterlage begonnen und Einfälle um Einfälle bilden dann ein geradezu unbeabsichtigtes, fertiges Bild (Jacobi 1981).

Eine Frage, die noch vorab geklärt werden sollte, ist die Position beim Malen und Zeichnen. Hat der/die Klient*in aufgrund der räumlichen und physiologischen Situation eine bevorzugte Haltung einzunehmen? Ein Malen im Liegen beispielsweise wirkt teilweise bewegungseinschränkend, kann aber durchaus erdhaft und zentrierend wirken. Kinder beginnen mit den ersten Kritzelversuchen häufig im Liegen und die Schrift mancher Schüler*innen und Jugendlichen, wenn die Hausaufgabe am Boden erledigt wird, erscheint nicht zwingend unkoordinierter. Die breite Unterstützungsfläche beim Liegen am Bauch kann Sicherheit und Stabilität anbieten. Wenn also möglich, könnte ein Bodenarbeitsplatz angeboten werden. Malen im Sitzen hat oft wenig gesamtkörperliche Bewegungsempfindung und birgt dadurch auch eine begrenzende, einengende Darstellungsform, ist allerdings eine gängige Ausgangsstellung für Papier und Bleistift bzw. Pinsel oder Ähnliches. Das Sitzen sollte bequem und offen, frei von Bewegungsmustern gestaltet werden. Zappeliges Sitzen, ein Abstützen des Kopfes, Kauern oder eine asymmetrische Ausgangssituation können den freien Malprozess einschränken. Es ist daher empfehlenswert, auf eine gute Unterstützung des Rückens und satt abgestellte Füße zu achten. Mit Staffeleien, auch Mini-Staffeleien für den Tisch, kann sich die „Sicht" auf das Werk nochmals verändern im Vergleich zu am Tisch liegenden Blättern oder Leinwänden. In der Rota-Therapie wird beispielsweise viel Wert auf eine schräge Tischfläche gelegt, um dem Kopf eine aufrechte Position ohne Anstrengung oder kompensatorische Muster zu ermöglichen (Bartel 2016). Ein Rota-Bodentisch samt Sitzbrett oder Bodenstuhl ermöglicht dahingehend sogar eine sehr ergonomische, symmetrische Bodenposition. Schrägpulte und Staffeleien eignen sich logischerweise nicht für sehr flüssige Farben und Techniken. Malen im Stehen, wenn den Patient*innen das Stehen gut möglich ist, erlaubt eine dynamische, offene und freie Ausdrucksweise, auch in körperlicher Hinsicht. Zudem ist eine distanzierende, reflektierende Stellungnahme möglich, indem der/die Gestaltende nur kurz ein paar Schritte zurücktritt (Marbacher Widmer 1991).

Die Reihenfolge der Techniken in den Unterkapiteln wurden nach dem Schwierigkeitsgrad, d. h. nach den technischen Anforderungen, gewählt. Jede dieser Techniken kann individuell verändert, weiterentwickelt und kombiniert werden. Die Sammlung erhebt keinen Anspruch auf Vollständigkeit, sondern soll für Therapeut*innen einen Anstoß für Möglichkeiten bieten.

### 6.1.1 Überraschungstechniken

**Frottage = Durchschreibetechnik**
Bei dieser Technik wird ein nicht zu dickes Papier auf ein Material mit rauer Oberfläche gelegt. Es eignen sich Holz, strukturierter Karton, Tapeten, Blätter,

Sandpapier. Wohl bekannt ist die Durchschreibetechnik mit Münzen, die ausgeschnitten für Kinder oft als Spielgeld dienen. Mit einem Stift (Kohle oder Bleistift) wird über das Papier gezeichnet und so erhält man die Struktur der Unterlage. Die Technik ist vom künstlerischen Ausdruck und von den Anforderungen nicht anspruchsvoll, allerdings ist die Dosierung des Stiftes oder der Kohle ein wichtiges Indiz für das Gelingen einer ansprechenden Frottage.

**Pustebilder**
Verdünnte Wasserfarbe, Tusche oder Tinte wird mit einem Pinsel oder einer Pipette auf ein Papier getropft. Die entstandenen Farbtropfen werden nun auseinander gepustet, geeignet dazu ist ein Strohhalm. Welchen Weg die Farbe nimmt, ist eine Überraschung, das heißt, es kann nur schwer kontrolliert werden. Vorsicht ist geboten, wenn Patient*innen dazu neigen, zu hyperventilieren, denn das Pusten durch den Strohhalm ist für manche atemtechnisch anspruchsvoll (Abb. 6.1).

**Schmetterlingsbilder oder Farbquetschbilder**
Das Zeichenblatt in der Mitte falten, Farbe auf das geöffnete Blatt auftragen und anschließend das Blatt wieder an derselben Stelle falten und fest zusammendrücken. Nach dem Auseinanderklappen kann das Bild weiter ausgestaltet werden

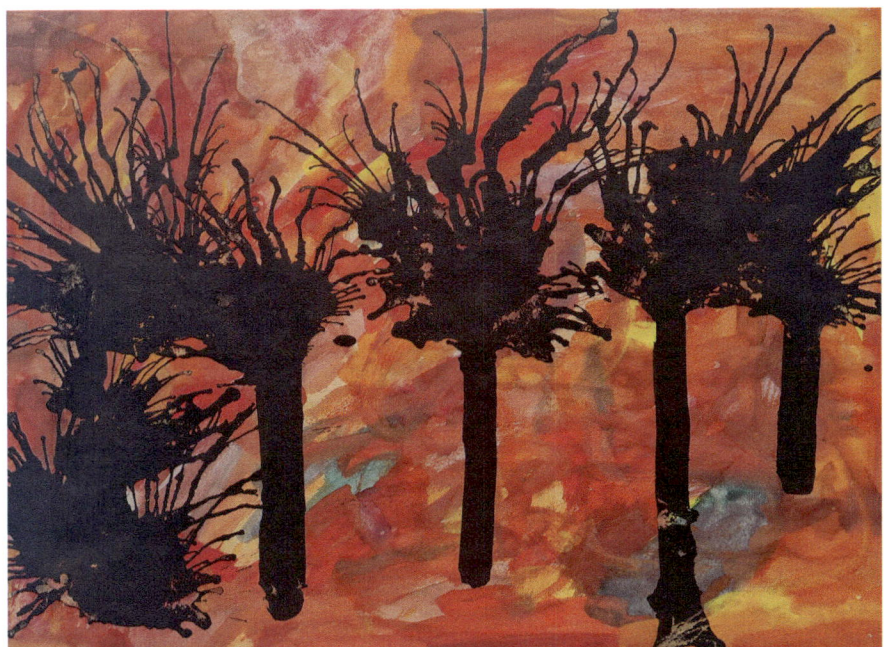

**Abb. 6.1** Pustebild. (Eigene Darstellung)

oder der Quetschvorgang wird weiter wiederholt. Dies regt die Phantasie der Patient*innen an und kann Angst oder Hemmungen lösen. Eine Variation davon wäre das Fadenbild, wo ein in Farbe getauchter Faden in das gefaltete Blatt gelegt wird. Während die eine Hand das Papier zusammendrückt, zieht die andere den Faden heraus (Abb. 6.2 und 6.3).

**Übermalungen**
Mit Kerzen, wasserfesten Kreiden oder Klebstoff werden Linien oder ein ganzes Bild auf festes Papier gezeichnet. Mit Wasserfarben oder Tinte wird schließlich das ganze Bild übermalt. Die Stellen, wo beispielsweise der Klebstoff aufgetragen wurde, bleiben weiß. Dies gelingt auch auf Leinwänden oder Stoff.

**Kugelmalen**
Eine Glasmurmel oder andere Kugeln, sogar mit Kastanien ist es möglich, in eine flüssige Farbe tauchen, Papier in den Deckel einer Schachtel legen, den Deckel in beiden Händen halten und die Kugel darin herumrollen lassen. Es können auch einfache Farbtropfen auf Papier bewegt werden. Mehr oder weniger koordinierte Spuren entstehen.

Konzentration und bimanuelle Koordination sind bei dieser Technik nötig (Abb. 6.4).

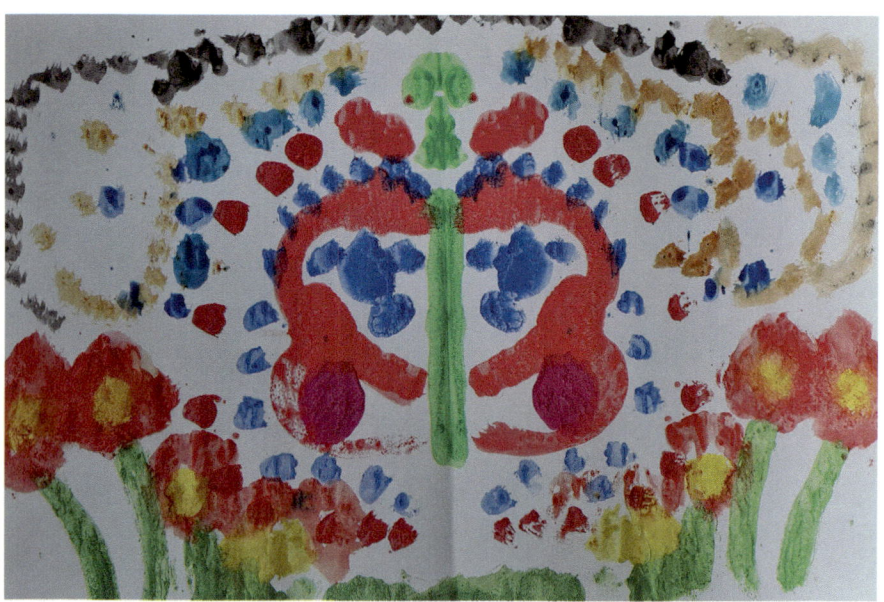

**Abb. 6.2** Schmetterlingsbild. (Eigene Darstellung)

6.1 Techniken

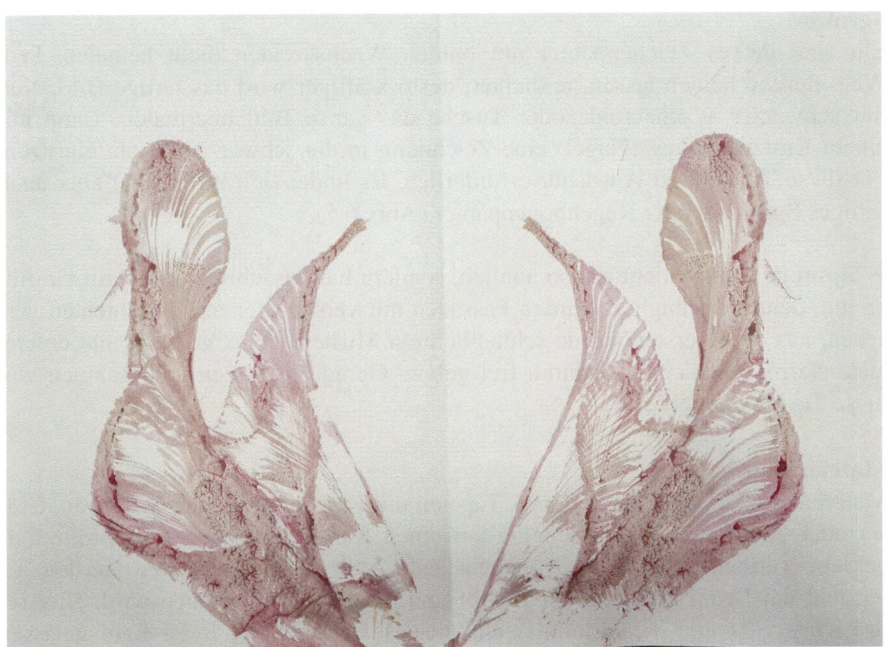

**Abb. 6.3** Fadenbild. (Eigene Darstellung)

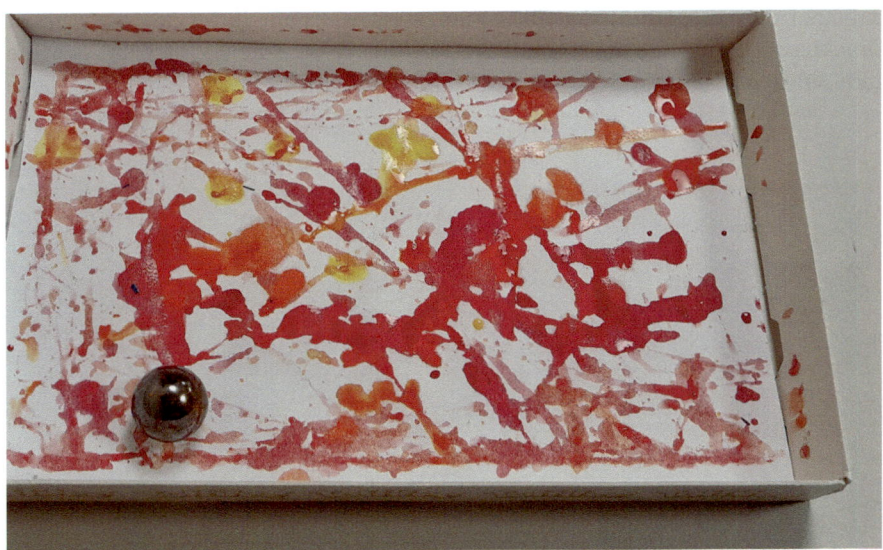

**Abb. 6.4** Kugelmalen. (Eigene Darstellung)

## Sgraffito

Ein eher dickes Zeichenpapier mit bunten Wachskreiden dicht bemalen, kein Weiß durchscheinen lassen, je dichter, desto kräftiger wird das fertige Bild. Nun mit schwarzer Wachskreide oder Tusche das ganze Bild übermalen. Dann mit einem Kratzwerkzeug (Nagel) eine Zeichnung in die schwarze Schicht einritzen. Für diese Technik ist Ausdauer erforderlich. Es findet sich im Handel aber auch fertiges Sgraffito- oder Regenbogenpapier (Abb. 6.5).

▶ **Sgraffito** Klingt nicht nur so ähnlich, sondern hat tatsächlich etwas mit Graffiti zu tun, denn ursprünglich wurden Fassaden mit verschiedenen Putzschichten versehen, aus der obersten wurde schließlich ein Muster heraus gekratzt und untere, andersfarbige Schichten dadurch frei gelegt. Gerade in Italien und Böhmen war diese Technik beliebt.

## Materialdruck

Material wie Schablonen, Schnüre, Tapeten mit Prägemuster, Netze, Spitzen, Gräser oder eine Schnur kann beliebig auf einen Karton oder eine Kartonrolle aufgeklebt werden, dabei können Gegenstände auch gerne verbunden werden. Es entsteht ein Druckstock, der eingefärbt und auf Papier übertragen wird. Hier sei der Kreativität und dem Einfallsreichtum des/der Klient*in freier Lauf gelassen (Abb. 6.6 und 6.7).

## Monotypie

Mit einer Walze oder einem anderen Hilfsmittel wird eine dünne Schicht Druckerfarbe auf die Glasplatte (oder Fliese) aufgetragen. Dann ein Stück Papier auf die Druckfläche legen. Indem nun mit einem Stift (feine Striche) oder mit den Fingern auf dem Blatt etwas gestaltet wird, überträgt sich die Farbe auf das Papier.

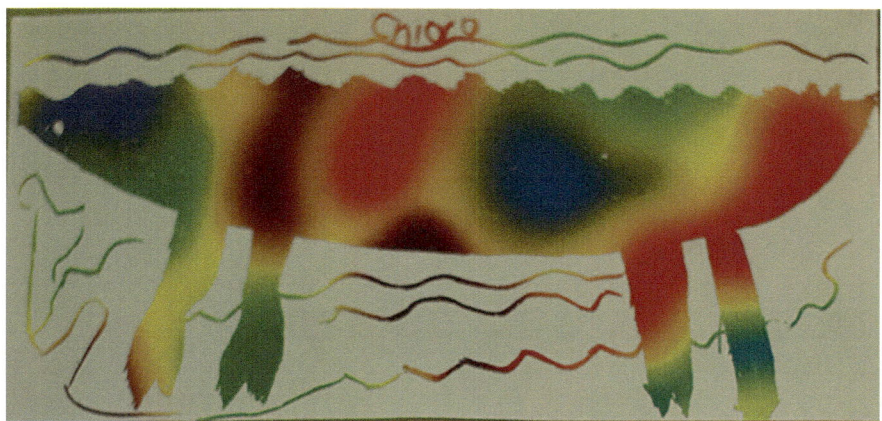

**Abb. 6.5** Sgraffito. (Eigene Darstellung)

**Abb. 6.6** Materialdruck.
(Eigene Darstellung)

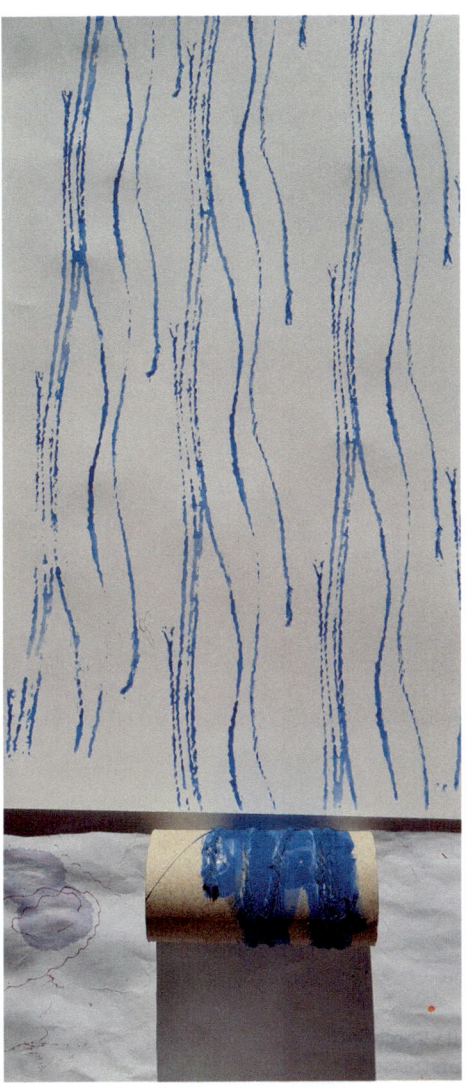

Das doch überraschende, weil auch seitenverkehrte Bild zeigt sich auf der Rückseite, wenn das Papier dann vorsichtig von der Glasplatte abgezogen wird. Farbkombination können auch auf die Platte aufgetragen werden (Ölfarben). Die Bilder benötigen einige Zeit zum Trocknen.

Weitere einfache Drucktechniken, die jedoch mehr Materialeinsatz benötigen, z. B. Schnitzwerkzeuge, sind Linolschnitt, Kartoffeldruck etc. Sie erfordern Genauigkeit, Konzentration und ein gewisses Maß an Geduld (Abb. 6.6, 6.7, 6.8, 6.9 und 6.10).

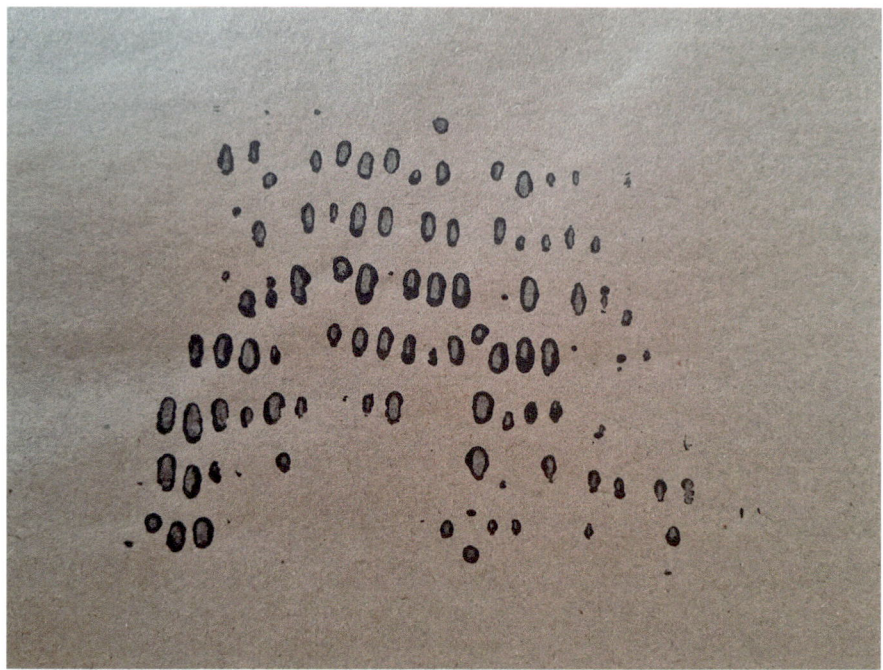

**Abb. 6.7** Materialdruck mit Maiskolben. (Eigene Darstellung)

**Abb. 6.8** Fliege, Monotypie. (Eigene Darstellung)

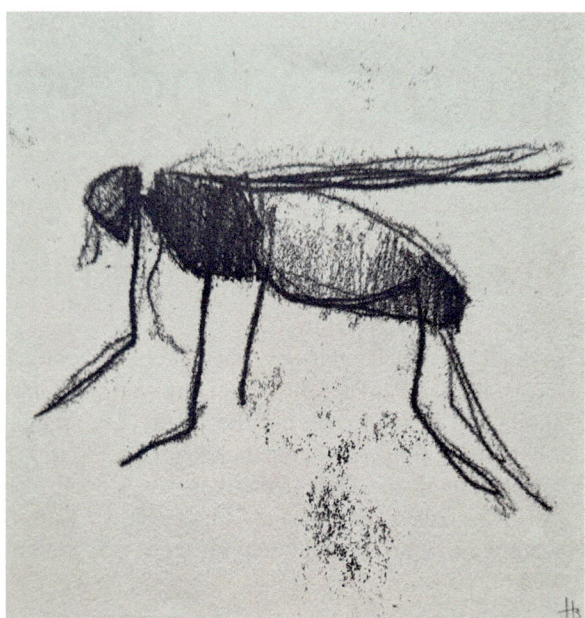

6.1 Techniken

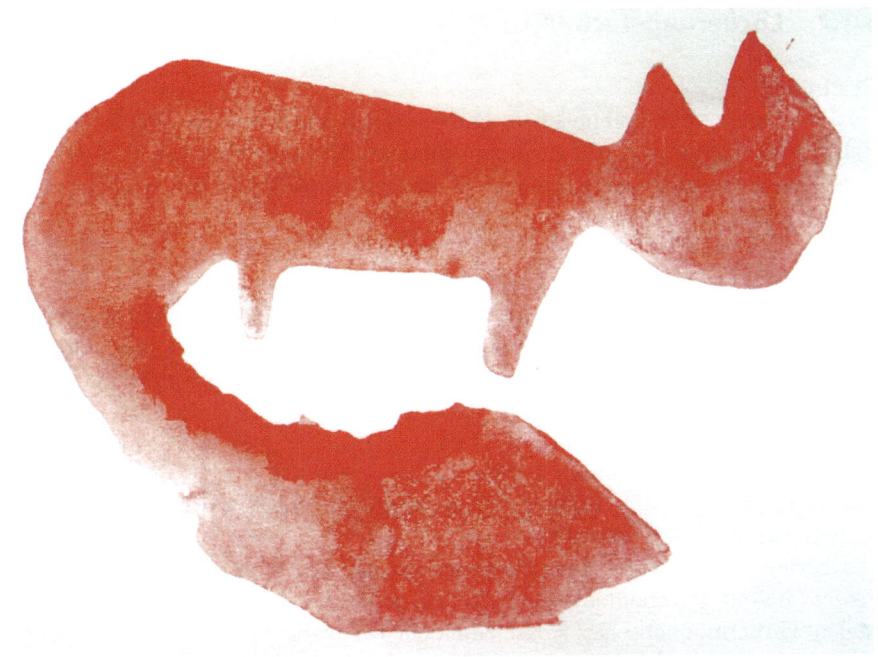

**Abb. 6.9** Fuchs, Kartoffeldruck. (Eigene Darstellung)

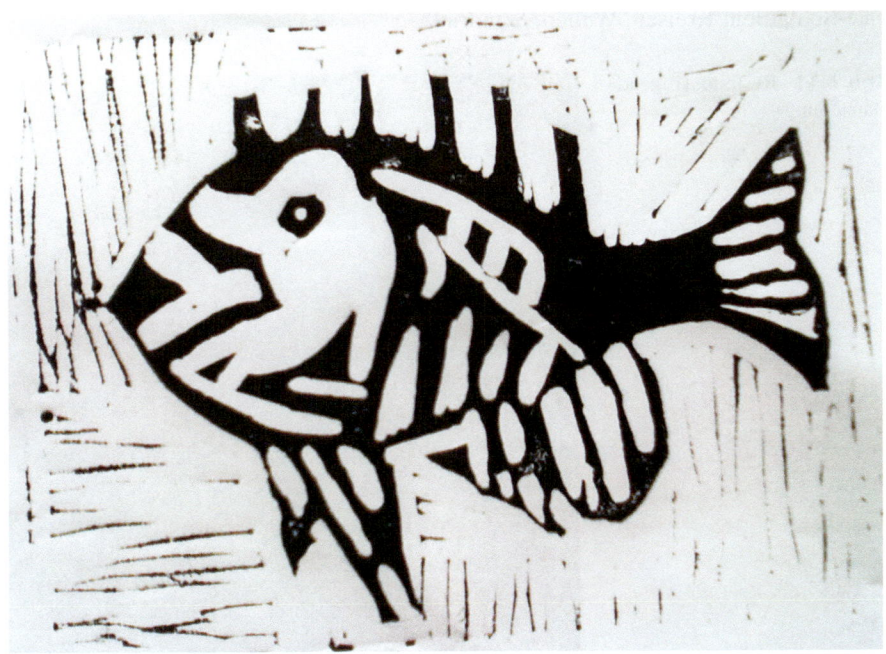

**Abb. 6.10** Fisch, Linolschnitt. (Eigene Darstellung)

## 6.1.2 Lockerungstechniken

**Restbilder**
Aus restlichen, übriggebliebenen Farben (nach einer bereits vollendeten Gestaltung) kann ohne viel Aufwand ein spontanes, schnelles Bild gemalt werden.

Spontaneität, freies, ungezwungenes und individuelles Malen wird angeboten (Abb. 6.11).

**Spachtelbilder**
Farben (Acryl) großzügig mit den Spachteln auf ein dickes Zeichenpapier auftragen. Muster können mit (selbstgebastelten) Kämmen in das Bild eingefügt werden. Hier können besonders gut Aggressionen oder Wut abgebaut werden (Abb. 6.12).

**Messpainting (Schottenloher 1989)**
Ca. 10–15 großformatige Zeitungsseiten zügig und grobmotorisch vollmalen bzw. vollschmieren. Freie Farbwahl.

Überlegen, Planung, Nachdenken und Analysieren wird ausgeschaltet und der Prozess befreit. Psychomotorisch befreites, gestisches, intuitives und unbewusstes Malen wird ermöglicht. Das Ausschalten der Kontrolle und der freie Lauf der Gestaltungskraft lassen ein spontanes Malen zu.

**Malschwungübung „Malgymnastik"**
In großformatigen Zügen den Pinsel oder Stift am Papier bewegen (in Lemniskate-Schlaufen, Kreisen, Wellen, Windrad).

**Abb. 6.11** Restbild. (Eigene Darstellung)

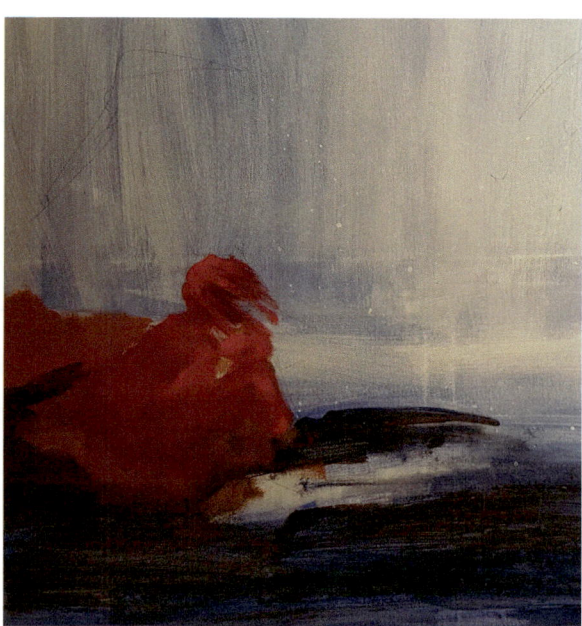

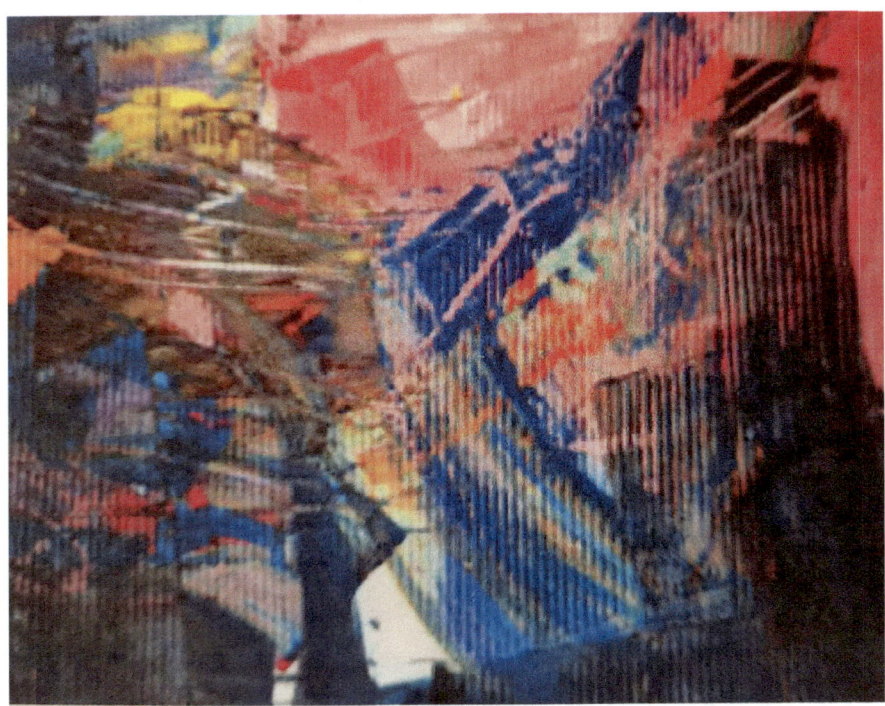

**Abb. 6.12** Spachtelbild. (Eigene Darstellung)

Die freie Farbwahl fördert Farbempfinden und Entscheidungsfähigkeit, die Technik wirkt psychomotorisch auflockernd, entspannend und sanft anregend. Wenn Stift- und Pinselführung von verkrampfter Arm-, Hand- oder Fingerposition geprägt sind, können Schwungübungen, gerade wenn sie über die Körpermitte hinweg gehen, gut Spannungen lösen.

**Collage**
Collagen und das ästhetische Medium der Illustrierten sind Gewohntes, der Zugriff ist alltäglich, Werbeanzeigen sprechen unsere Gefühle und Phantasien in gewisser Weise an, auch wenn sie bereits stark von digitalen Medien abgelöst wurden. Solche bekannte Bilder erleichtern den Einstieg in die Sichtbarmachung der Phantasie.

Das Material (Zeitschriften, Zeitungen, Illustrierte, Flyer, Prospekte, Stoffe, Verpackungsmaterial,...) kann geschnitten oder gerissen werden und wird in neuer Form im Bild zusammengesetzt. Klient*innen können hier ohne Angst vor technischen Schwierigkeiten an die eigene Phantasie herangehen. Eine Collage dient besonders gut als Einstieg in ein Thema und lässt den Druck, frei malen zu müssen, beiseite. In Collagen können sich sehr gut auch Themen auftun, die es den Gestalter*innen vorher nicht möglich war, detailliert zum Ausdruck zu bringen (Abb. 6.13).

**Jahreszeitenfarben**
Es werden vier Zeichenblätter zur Verfügung gestellt, eines für den Frühling, eines für den Sommer, eines für den Herbst und eines für den Winter. Die

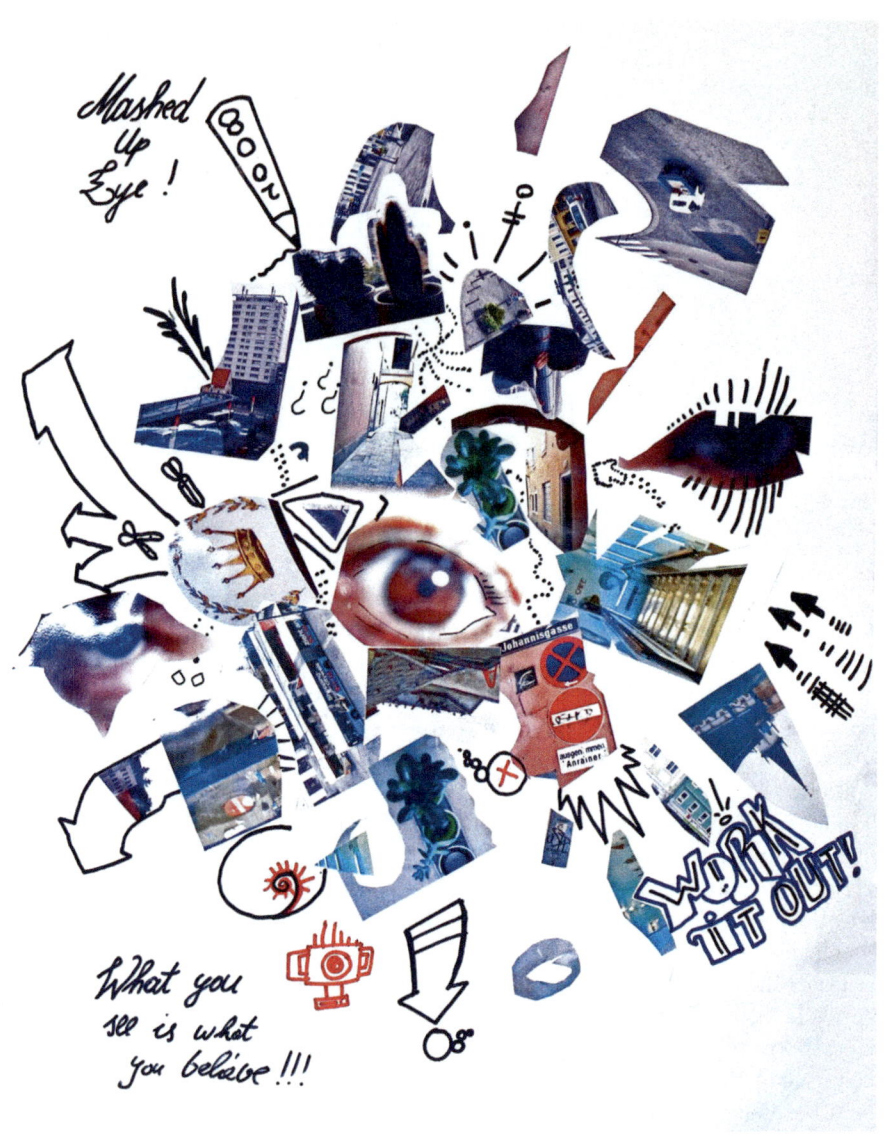

**Abb. 6.13** Ich-Collage. (Eigene Darstellung)

verschiedenen oder auch eigens gemischten Farben sollen nun den jeweiligen Jahreszeiten zugeordnet werden. Es entsteht ein Sommerbild mit allen Farben, die mit dem Sommer assoziiert werden. Wenn diese Bilder auch ähnlich wirken, zeigen sie doch individuelle Züge. Das freie Farbspiel lockert auf und wirkt entspannend.

**Nachahmungen**
Vorlagen von Künstler*innen oder aus Zeitungen können nach eigenen Bedürfnissen, auf eigenem gestalterischen Weg nachgebildet werden. Eine Nachahmung nimmt den Druck der eigenen Motivfindung und enthält stets wesentliche Elemente der Eigengestaltung. Sie kann sehr gut therapeutisch genutzt werden, um Wahrnehmung und Darstellungsmöglichkeiten abzugleichen (Abb. 6.14 und 6.15).

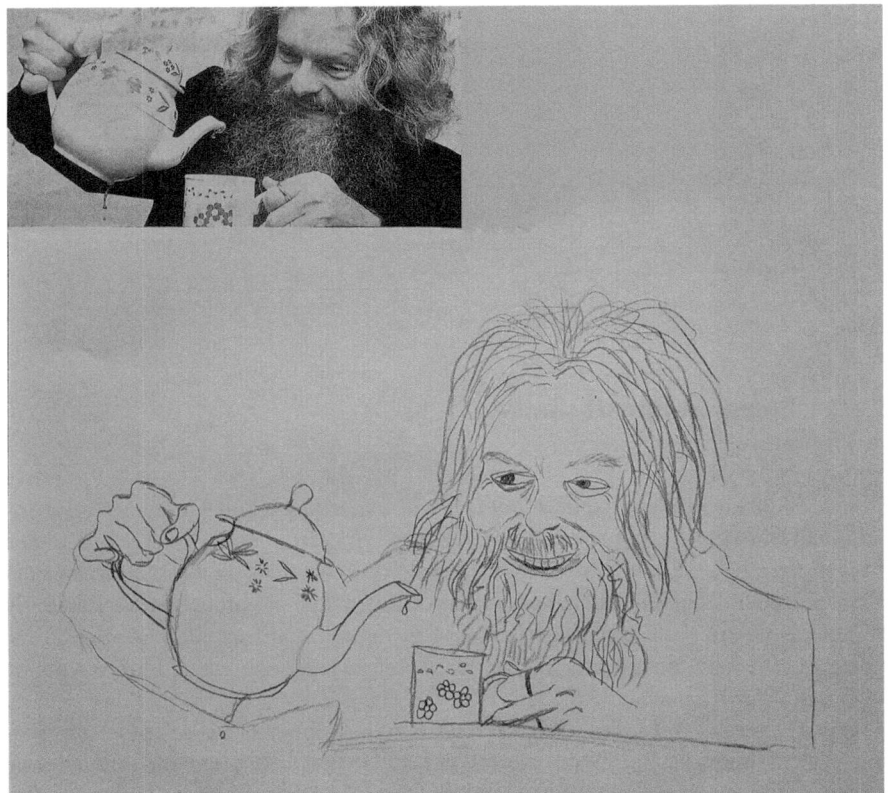

**Abb. 6.14** Nachahmung, Carina, 15 Jahre. (Mit freundlicher Genehmigung der Patientin)

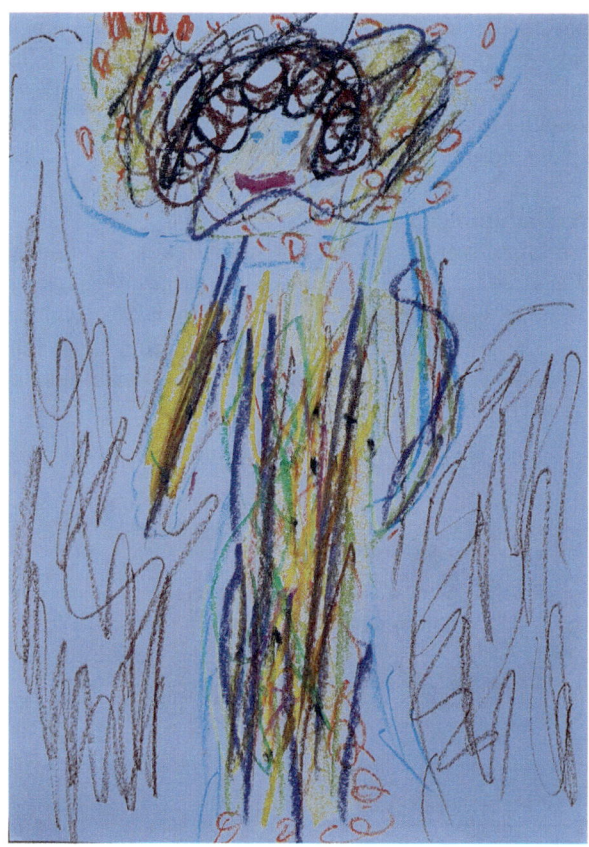

**Abb. 6.15** Nachahmung eines Klimt-Gemäldes, Daniela, 9 Jahre. (Mit freundlicher Genehmigung der Patientin)

### 6.1.3 Entspannungstechniken

**Nass-in-Nass-Bilder**

Stimmung kann in einem sehr spielerischen, experimentellen Umgang Ausdruck verliehen werden. Geeignet sind mit Kleister eingestrichene Papiere, auf denen mit Fingerfarben gemalt werden kann. Ebenso eignen sich gut Wasserfarben oder Pflanzenfarben, die mit Pinsel oder Schwämmen auf angefeuchtetem Papier in sanften, rhythmischen, fast meditativen Bewegungen aufgetragen werden. Eine einzige Farbe kann dabei erforscht werden oder zwei verschiedene Farben können miteinander in Kontakt treten.

Diese Technik erfordert einerseits ein zeitangepasstes Arbeiten – die Farben verlaufen am besten ineinander, wenn das Papier noch sehr feucht ist – und andererseits Geduld, bis das Bild getrocknet ist. Geeignet erscheint diese Technik für Personen mit schlechtem Zutrauen in ihre Fähigkeiten, sie kann Phantasie anregen oder meditative Entspannung bieten (Abb. 6.16).

**Abb. 6.16** Nass-in-Nass-Bild. (Eigene Darstellung)

## Mandalas

Lange fixer Bestandteil des Kreativangebots in der Ergotherapie, zwischenzeitlich auch verpönt und die unzähligen Vorlagen wieder verworfen. In ruhiger, sicherer Atmosphäre kann die geometrische Mandalavorlage mit freier Farbwahl ausgemalt werden und ihre ausbalancierende oder zentrierende Wirkung zeigen. Diese Technik für Farberfahrung und Konzentrationsförderung bietet viel Struktur für zum Beispiel unsicheres Klientel.

## Malen zur Musik

Maler*innen haben sich schon immer von Musiker*innen anregen lassen und umgekehrt. Musik stimuliert das Gefühlsleben und die Bildvorstellung, wird daher auch im Zusammenhang mit Phantasiereisen verwendet.

Im Malprozess soll der/die Klient*in dem Musikrhythmus folgen und „mitschwingen". Nicht nur Musik, auch Klänge von Schritten wie beim Tanz und Stimmen können inspirieren.

Die Wahrnehmung wird gefördert, indem von einem Sinneskanal in den anderen transferiert wird, und für viele wirkt diese Technik entspannend.

### 6.1.4 Phantasietechniken

**Kritzelbild = Scribble**

Mit bunten oder einfarbigen Stiften und Kreiden kann ganz einfach, spielerisch und entspannt auf dem Papier gekritzelt werden. Der Stift soll frei und dynamisch herumgleiten. Dies kann blind oder mit geöffneten Augen geschehen. Ebenfalls ist es möglich, den Klient*innen Reizwörter zu nennen, wie Wut, Liebe, Angst, Hass, Geborgenheit, deren Stimmung in Form eines Kritzels auf das Papier gebracht werden kann.

Die Fortsetzung besteht darin, Formen und Figuren aus dem spontan entstandenen Kritzelbild herauszuarbeiten.

Diese Technik eignet sich auch für Gruppensituationen (Abb. 6.17 und 6.18).

**Bildergänzungen**

Eine Vorlage eines Malers oder aus Zeitschriften ausgeschnittene Inspirationsquellen werden auf ein großes Blatt Papier geklebt und vervollständigt.

Gefördert wird der freie und kreative Umgang mit Inspirationsquellen, Ziel ist nicht die genaue Imitation, sondern eine Ergänzung aus dem eigenen Erfahrungsspektrum (Abb. 6.19).

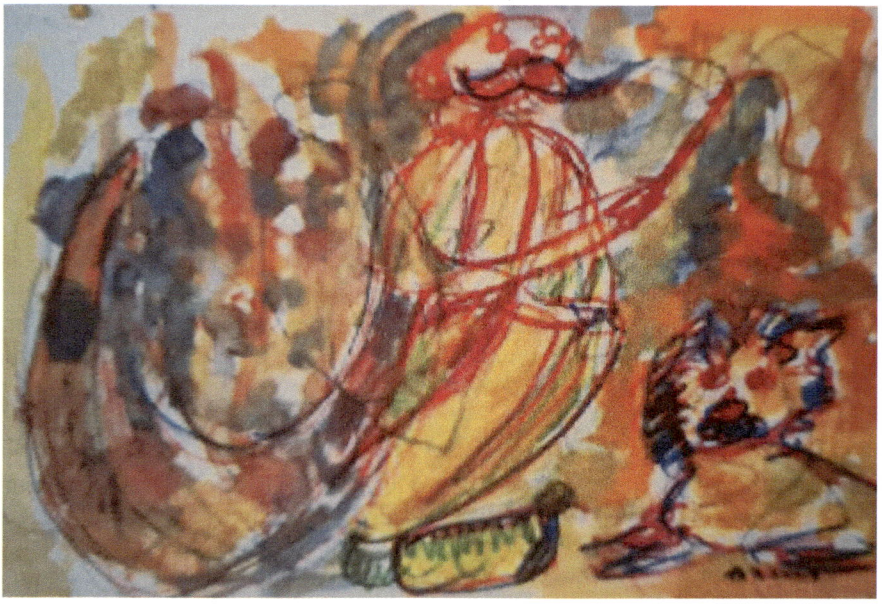

**Abb. 6.17** Kritzelbild. (Eigene Darstellung)

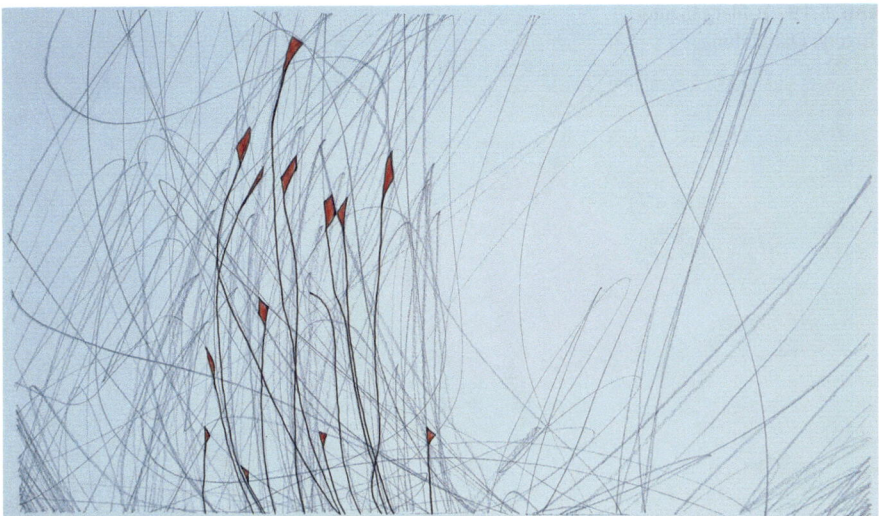

**Abb. 6.18** Kritzelbild. (Eigene Darstellung)

**Phantasiereise**
Nach einer angeleiteten Phantasiereise oder einer einfachen Entspannungsübung, wird das Thema gestalterisch aufgearbeitet. Wichtig ist, dass die Malutensilien (geeignet sind Fingerfarben) bereit liegen, eine ruhige, entspannte Atmosphäre herrscht und die Therapie in einem geschützten Raum stattfindet.

> **Beispiel**
>
> Die Reise geht in eine Höhle, aus der unbekannte, eingeschlossene Wesen befreit werden. Diese sollen schließlich dargestellt werden. ◄

> **Beispiel**
>
> Die Phantasiereise führt über den Atem in den Bauch, zu zeichnen ist der Bauch von innen. ◄

## 6.1.5 Wahrnehmungstechniken

**Körper-Abdrucke**
Finger, Füße, Bauch oder Sonstiges werden am besten mit Fingerfarbe bemalt und dann auf das Papier gedrückt. Ziel ist, das Körperbewusstsein und Körperbild zu verbessern. Ein Fußabdruck in einem Bild (vielleicht zum Einstieg in ein Thema/ eine Gestaltung) erleichtert die Identifikation damit.

**Abb. 6.19** Bildergänzung.
(Eigene Darstellung)

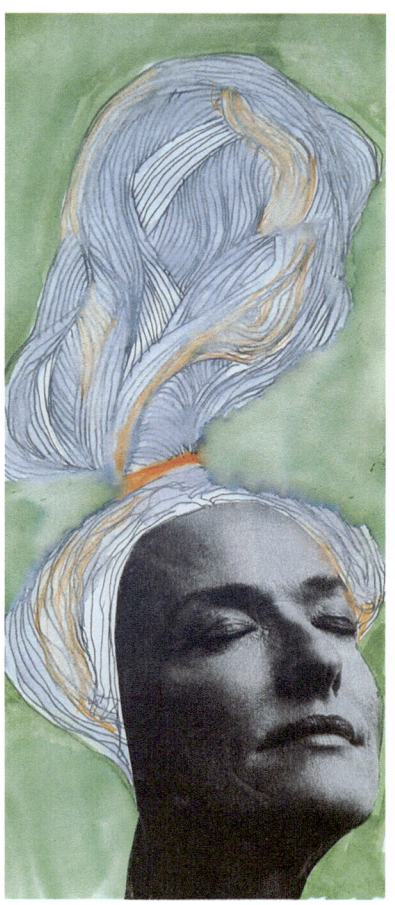

**Körpermalen**

Der Malprozess kann um Vieles emotionaler und wahrnehmungsintensiver gestaltet werden, wenn der Pinsel oder Stift weggelegt wird und mit Finger oder Zehen gemalt wird. Dies ist mit kindlicher Freude verbunden, wobei berücksichtigt und akzeptiert werden muss, dass nicht jede*r seine oder ihre Hände schmutzig machen möchte. Es können zwei Varianten den Körpermalens umgesetzt werden, entweder dienen mein Finger oder meine Zehen als Pinsel oder es wird ein ganzkörperliches Erlebnis, um die Ausmaße des eigenen Körpers zu erspüren (Abb. 6.20).

**Linke Bilder**

Hier soll der/die Klient*in mit der nicht dominanten Hand einen Menschen zeichnen. Ein zweites Bild mit der dominanten Hand ist schließlich zu Vergleichszwecken interessant.

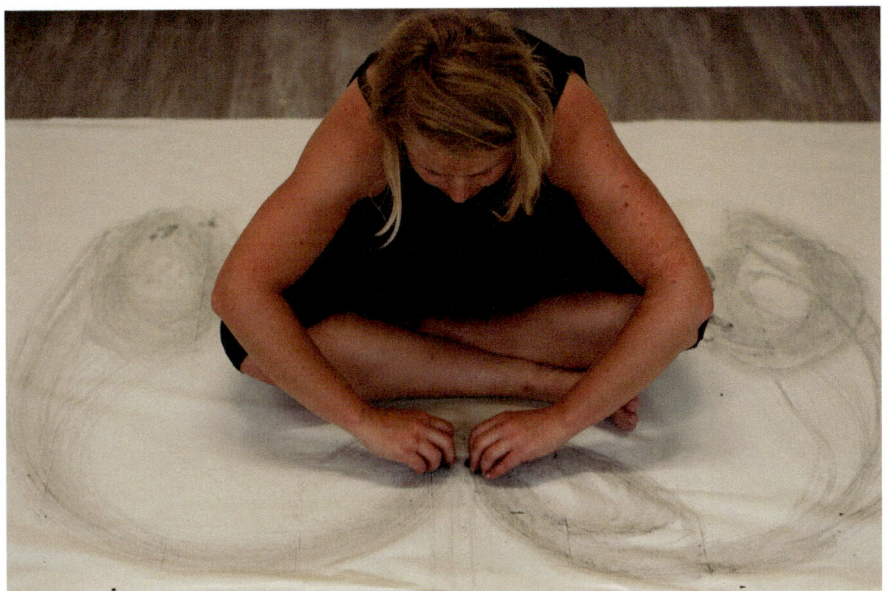

**Abb. 6.20** Körpermalen. (Copyright Hannelore Hollinetz)

Angepasstheit und Kontrolle durch das Zeichnen mit der nicht dominanten Hand wird ausgeschaltet. Es entstehen interessante Bilder, die nicht nur auf sensorische, sondern auch auf motorische Themen abzielen (Abb. 6.21).

▶ **Dominanzentwicklung**

Die Dominanzentwicklung ist in der Schreib- und Zeichenentwicklung ein großes Thema. Zuerst benötigt es in der motorischen Entwicklung nämlich viel bimanuell koordiniertes Arbeiten und eine gute Überkreuzung der Körpermittellinie, damit sich schließlich eine Händigkeit entwickelt. Der Wechsel des Stiftes zu Beginn der Händigkeitsentwicklung ist häufig zu beobachten und in dem Sinne auch nicht auffällig. Dennoch entwickelt sich zum Teil eine starke Dominanz, die einen Wechsel des Stiftes oder eine Stifthaltung mit der nicht dominanten Hand erschwert. Durch die überkreuzte Ansteuerung unseres Gehirns wird dem/der Linkshänder*in mehr Aktivierung der rechten Gehirnhälfte zugeschrieben und den Rechtshänder*innen mehr linksdominante Hirnaktivität. Da sich dort unterschiedliche Areale und Talente verbergen, werden den Rechts- und Linkshänder*innen manchmal verschiedene Fähigkeiten zugeschrieben, den Personen, die mit links arbeiten oder gestalten zum Beispiel, dass sie kreativer seien.

Folglich ist es für die Aktivierung des Gehirns eine gute Übung, sich mit der nicht dominanten Hand auszuprobieren. Womöglich werden Erkenntnisse freigesetzt.

**Abb. 6.21** Linkes Bild. (Eigene Darstellung)

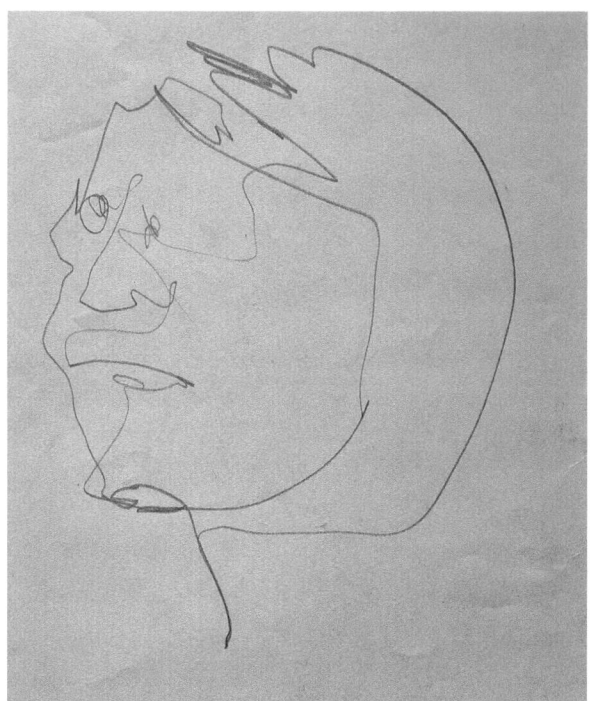

**Verkehrtes Bild**

Der Vorgang ist ein allen bekanntes Abzeichnen mit einer Besonderheit: Die Vorlage ist auf den Kopf gestellt. Die Bildvorlage oder der Zeitungsausschnitt soll verkehrt vor den/die Gestaltende*n aufgehängt werden. Hier liegt die Wahrnehmung nicht bei einer Detailtreue, sondern viel mehr bei den Formen, Linien und Flächen. Die Gestaltung bringt einen neuen Erfahrungswert mit sich, da ein gewisses Maß an visueller Beständigkeit und Kontrolle ausgeschaltet wird. Neu ist das Ergebnis und die Ähnlichkeit mit der Vorlage im Vergleich zum „herkömmlichen" Abzeichnen. Diese Technik bringt Ablenkung mit sich, die Konzentration verlagert sich auf den Gestaltungsprozess und die visuelle und räumliche Wahrnehmung.

**Strichgeschichten**

Erzählungen, Märchen oder Gedichte werden mit einer fortlaufenden zeichnerischen Darstellung untermalt oder einer Person, die die Vorlage nicht kennt, nacherzählt. So werden visuelle und akustische Wahrnehmungsqualitäten verbunden.

Folgende Geschichte von Rainer Malkowski (Lenz-Petzholdt 1975) resultiert in der Abb. 6.22:

*In der linken Gasse ist kein Briefkasten.*
*Ist hier nirgends ein Briefkasten?*
*In der rechten Gasse ist kein Briefkasten?*

6.1 Techniken

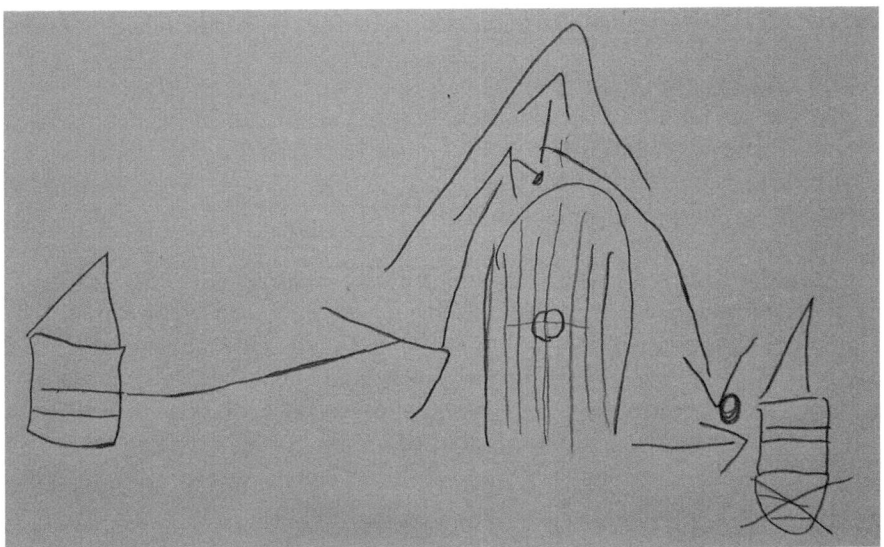

**Abb. 6.22** Strichgeschichte. (Eigene Darstellung)

*Drüben am Tor ist kein Briefkasten.*
*Hinter dem Tor ist kein Briefkasten.*
*Oben am Berg ist kein Briefkasten.*
*Unten im Tal ist kein Briefkasten.*

*Hier gehört doch ein Briefkasten her!*
*Na endlich: Da ist ein Briefkasten.*
*Aber der wird heute nicht mehr geleert.*

**Blind malen**
Sehr intensiv auf die Selbstwahrnehmung wirkt sich das Malen mit geschlossenen Augen aus. Empfehlenswert sind hierfür Fingerfarben.

Für sehr produktorientierte, gehemmte Teilnehmer*innen eignet sich der Vorgang mit geschlossenen Augen sehr gut, da die visuelle Kontrolle ausgeschaltet wird. Im Gegensatz dazu soll der/die Therapeut*in respektieren, dass sich ängstliche und unsichere Personen oft weigern, blind zu arbeiten, die Technik kann in diesem Fall auch modifiziert werden, indem die Hände unter einem Sichtschutz oder in einer Schachtel malen. Natürlich erfordert eine blinde Herangehensweise eine gute Vorbereitung des Arbeitsplatzes und ein sicheres, vertrautes Setting.

**Körperbilder = body chart**
Nach einer eventuell angeleiteten Entspannungsphase oder Wahrnehmungsförderung im Vorfeld legt sich der/die Klientin auf das vorbereitete große Papier und die Körperumrisse werden nachgezeichnet. Die Position ist frei wählbar

und kann die Lieblingsschlafposition sein oder eine Superheld*innen-Selbstdarstellung.

Schließlich können mit Farbe und Form einzelne Körperpartien, die besonders gespürt werden oder besonders wichtig erscheinen, ausgemalt werden. Es steht dem/der Therapeut*in offen, wie viele Themen zusätzlich dabei behandelt werden können. Eine häufig eingesetzte Übung zur Verbesserung des Körperempfindens und der Selbstwahrnehmung (Abb. 6.23).

▶ **Die Landkarte** Nachdem die Umrisse nachgezeichnet wurden, wird aus der Gestalt am Papier eine Landkarte. Wo befindet sich im Körper die Hauptstadt, wo das Versorgungszentrum, wo das Kraftwerk? Welche Wege oder Areale im Körper sind vielbefahrene Straßen und wo befindet sich eventuell eine Wüste? Gibt es einen Ort, an dem man sich gerne aufhält, und wo sind Spielplatz oder Wellness-Center verortet?

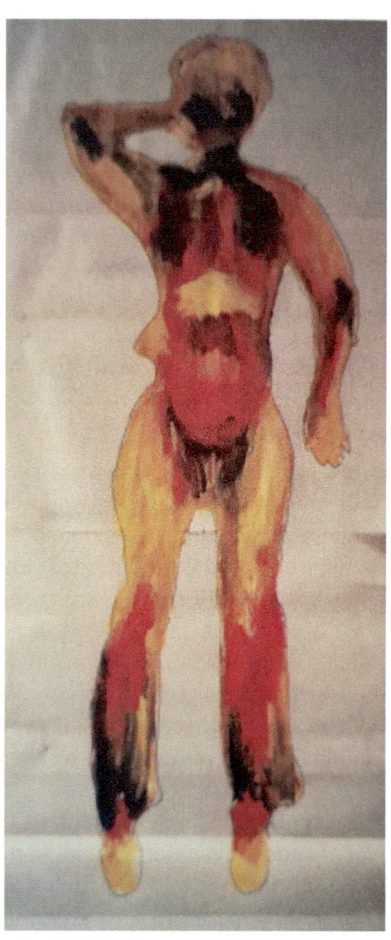

**Abb. 6.23** Körperbild. (Eigene Darstellung)

**Ohne auf das Papier zu schauen**
Gezeichnet wird die eigene Hand. Die Position ist schräg zum Tisch, der Blick geht zur eigenen Hand, die mit all ihren Falten und Wölbungen erforscht wird. Mit der anderen Hand wird (am besten mit Bleistift) all das gezeichnet, was man sieht, ohne aber aufs Zeichenblatt zu blicken. Das Zeichenblatt ist idealerweise am Tisch festgeklebt. Diese Übung darf 10 min lange dauern, denn es können viele Details in der Handfläche entdeckt werden. Es ist verboten, vorher auf das Blatt zu sehen. Die Kontrolle, ein möglichst realistisches Bild zu zeichnen wird rasch ausgeschaltet und der/die Zeichnende konzentriert sich rein auf die Wahrnehmung der eigenen Hand. Gelockertes Zeichnen und erstaunliche Bilder sind das Ergebnis, erforderlich ist zudem ein gewisses Maß an Selbstdisziplin (Abb. 6.24).

▶ Auf diesem Weg des Zeichnens, ohne auf das Papier zu schauen, können auch Schnellporträts zum Beispiel von Gruppenmitgliedern angefertigt werden.

**Stillleben**
Soll die Wahrnehmung eher auf die Außenwelt gerichtet werden, weil die ständige Konfrontation mit dem Innenleben Angst mit sich bringt, eignet sich ein Stillleben. Hier werden Gegenstände, Blumen, Draperien,… platziert und

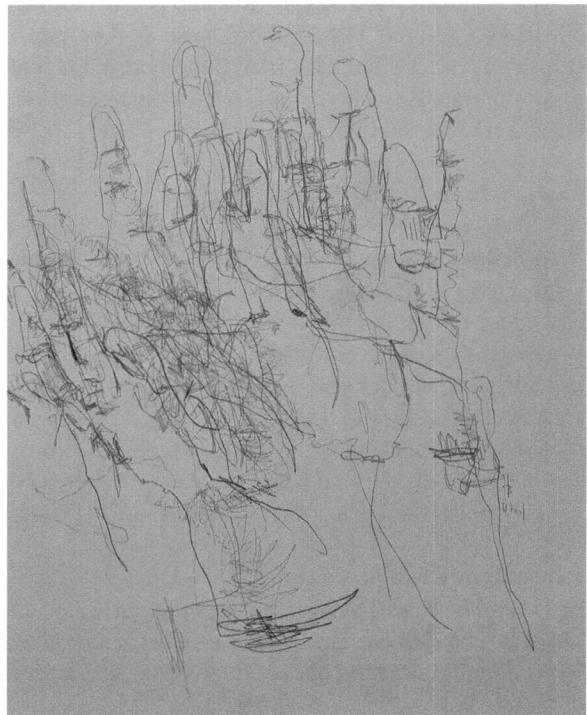

**Abb. 6.24** Hand. (Eigene Darstellung)

abgezeichnet. Bei dieser Technik wird mehr Wert auf Halt und Sicherheit als auf Phantasie gelegt. Das reine Abbild kann Struktur bieten.

**Führen**
Eine Person führt die Hand mit dem Stift (oder Pinsel) der zweiten Person, während diese die Augen geschlossen hat. Es kann dabei Gegenständliches dargestellt werden, der Fokus kann aber ebenso auf entspannenden Bewegungen liegen. Das Führen von Bewegungen kennt man in der Ergotherapie aus dem Affolter-Konzept oder Sonderegger und es hat gerade bei der Planung und Initiation von Bewegung in Zusammenhang mit Wahrnehmung eine Bedeutung.

**Stille- und Vibrationsbilder**
Eine Möglichkeit ist es, der Stille kurz zu lauschen. Dies soll Bildvorstellungen inspirieren. Nach einer kurzen Zeit wird begonnen, Töne zu summen, um Vibration im eigenen Körper zu spüren. Die Empfindungen, die bei beiden Situationen entstehen, sollen dann dargestellt werden.

Neben der Wahrnehmungsqualität werden Atmung und ein bewusstes Empfinden des eigenen Körpers und der eigenen Stimme angeregt.

Mit Vibration kann auch auf anderer Ebene gearbeitet werden, es gibt Vibrationsstifte, die eine veränderte Kontrolle des Zeichenstiftes mit sich bringen, auch der Griff oder die Druckdosierung im Umgang mit dem Stift verändert sich und kann so eine lockere Herangehensweise ans Zeichnen generieren.

Wie wäre das Zeichnen im Zug, bei wackeligem Untergrund, oder wie auf einem Wackelbrett bzw. Vibrationsgerät. Der ganze Körper zittert und kann so Bewegungen, die auf das Blatt kommen, nicht mehr kontrollieren. Die Ergebnisse sind landkartenähnliche Zeichen einer Ganzkörperbewegung und damit auch Ganzkörperempfindung.

**Tast-, Schmeck- und Riechbilder**
Mit verschiedenen Reizen zur olfaktorischen, gustatorischen oder taktilen Wahrnehmung können Bilder hervorgerufen werden. Das Empfinden von verschiedenen Wahrnehmungsqualitäten mit beispielsweise Tastsäcken oder Geruchsdosen soll dann in einem Bild dargestellt werden. Die Herangehensweise und Ergebnisse dieser Technik sind sehr unterschiedlich, ob gegenständlich, mit Farben ausgestaltet oder völlig abstrakt.

Abb. 6.25 zeigt ein Tastbild von Brigitte (49 Jahre alt). Sie ertastet zuvor verschiedene Tastsäckchen und stellt schließlich das mit Weizenkörnern gefüllte und erfühlte Erlebnis dar und fragt sich dabei, wie es wäre, darin zu baden.

Abb. 6.26 ist ein Riechbild. L. (34 Jahre alt) widmet sich dem Kaffeegeruch.

**Farben aus Erde**
Erde wird in einem Mörser zerstampft, ganz fein, und schließlich mit wenig Wasser gemischt, bis ein dicker Brei entsteht. Über Nacht stehen lassen und dann mit Bindemittel, z. B. angerührtem Tapetenkleister, vermischen. Nachdem Klient*innen

6.1 Techniken

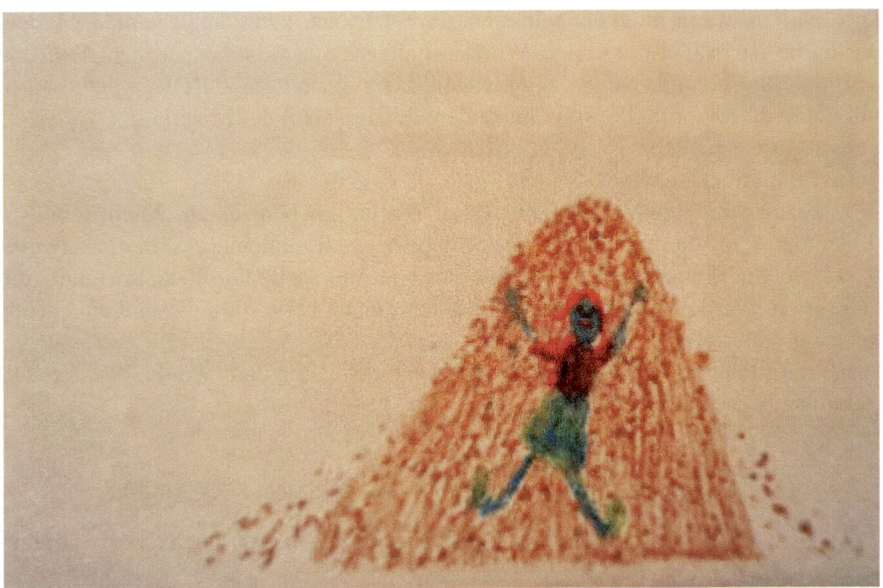

**Abb. 6.25** Tastbild, Brigitte, 49 Jahre. (Mit freundlicher Genehmigung der Patientin)

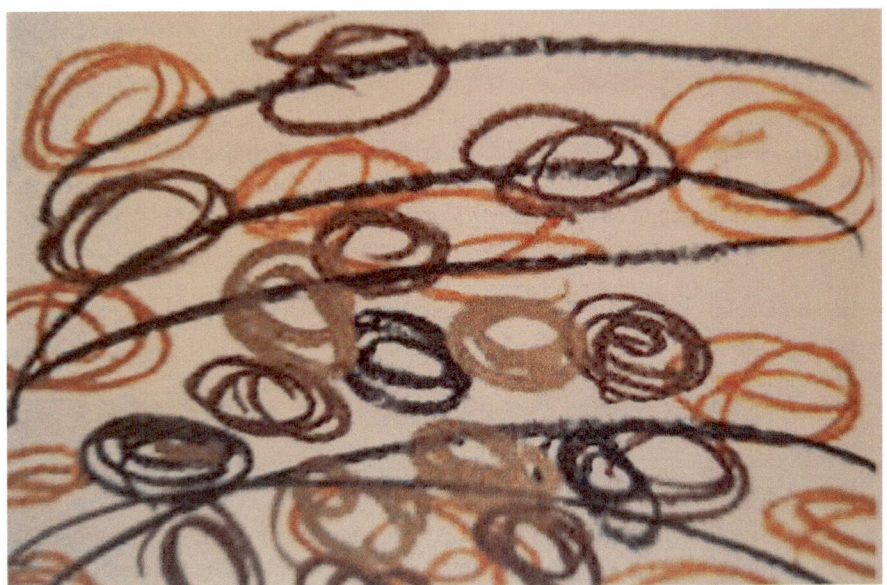

**Abb. 6.26** Riechbild, L. 34 Jahre. (Mit freundlicher Genehmigung der Patientin)

diese Farben, wenn möglich, selbst hergestellt haben, kann damit gemalt werden. Die Farbe ist in Gläsern einige Wochen haltbar. Bei dieser experimentellen und sensorischen Technik spielt v. a. der Realitätsbezug eine große Rolle, wenn man so will durch die Ursprünglichkeit und Bodenverbundenheit des Materials.

**Naturfarben herstellen**
Die gewünschte Pflanze lange in wenig Wasser kochen lassen. Nach dem Abkühlen den Farbsud durch ein feines Sieb oder einen Leinenlappen in ein sauberes Gefäß gießen. Pflanzenfarben ergeben zarte, harmonische Farbtöne, geeignet zum Colorieren. Werden solche Farben mit Klient*innen hergestellt, besteht eine große Nähe zur Natur und Realität.

Farben selber herzustellen, bedarf auch einer Planung und Geduld, bevor es tatsächlich ans Gestalten geht.

▶ Folgende Farben können erzeugt werden:

| | |
|---|---|
| Gelb | Kamillentee, Möhrenkraut, braune Zwiebelschalen, Birkenblätter |
| Rot | Rote Rüben, Malventee, rote Zwiebelschalen, Johannisbeer-/Kirschsaft |
| Blau | Heidelbeeren, Holunder |
| Grün | Spinat, Klee, Salbeitee |
| Braun bis Schwarz | Sud aus Walnussblättern, schwarzer Tee, Kaffee |

**Tanzbilder**
Das Übertragen von Bewegung ins Bild kann durchaus komplex gestaltet werden. Man ist Farbe und tanzt den Tanz der Farbe, wie sich die Farbe bewegt, bewegt man sich selbst. Es könnte eine zweite Person mittanzen und ein Bild gemeinsamer Erfahrungen entstehen (vgl. kommunikative Techniken) (Abb. 6.27).

Auch Körpererlebnisse können dargestellt werden:

- In eine Decke einwickeln und durch den Raum bewegen
- Ein Purzelbaum
- In einer Hängematte schaukeln
- Cha-Cha-Cha
- …

**Schattenprofil**
Das eigene Profil wird mittels einer punktförmigen Lichtquelle an die Wand geworfen. Mit einem Stift werden die Umrisse auf ein Blatt nachgezeichnet und das Bild kann dann mit Acrylfarben oder Kreiden ausgestaltet werden. Diese Technik wird gezielt zur Selbstwahrnehmung und Identitätsförderung eingesetzt (Abb. 6.28).

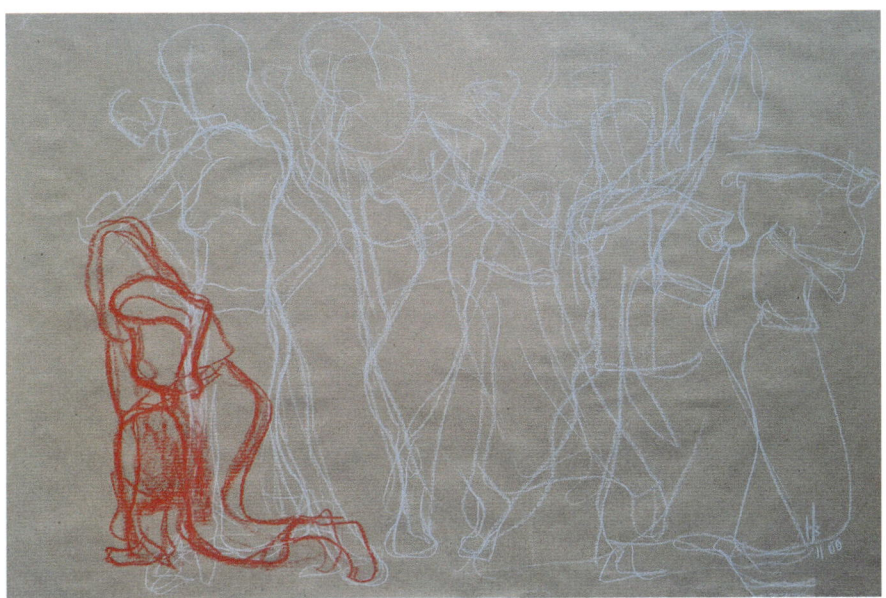

**Abb. 6.27** Tanzbild. (Eigene Darstellung)

### Selbstporträt

Das Bild der eigenen Person kann verschieden gestaltet werden, entweder realistisch vor einem Spiegel oder aus der Erinnerung heraus. Es kann ebenso ein sehr schnell skizziertes Bild, ein Akt aus der Vorstellung oder ein symbolhaftes Porträt sein. Weitere Variationen sind ein metaphorisches Selbstporträt, d. h. „Ich als Baum/Tier/Pflanze/Fluss/…", oder das Ich in der Vergangenheit, Gegenwart und Zukunft.

Es gibt Möglichkeiten, ein abtastendes Selbstporträt anzufertigen, dabei soll das eigene Gesicht abgetastet und dann auf dem Papier dargestellt werden. Zusätzlich können Farben gewissen Gesichtspartien zugeordnet werden („Welche Farbe hat die Nase in meiner Vorstellung?").

Befindet sich ein/e Klient*in gerade in einem Prozess der Identitätsentwicklung, kann ein Selbstporträt eine wertvolle Bereicherung darstellen (Abb. 6.29).

### Lebenslinie

Zeichne dein Leben als Linie, Straßenplan, Reise, als Kreis oder Spirale. Das Bild soll Ereignisse auf dem Weg enthalten, die entweder geschrieben oder gezeichnet werden können.

**Abb. 6.28** Schattenprofil. (Eigene Darstellung)

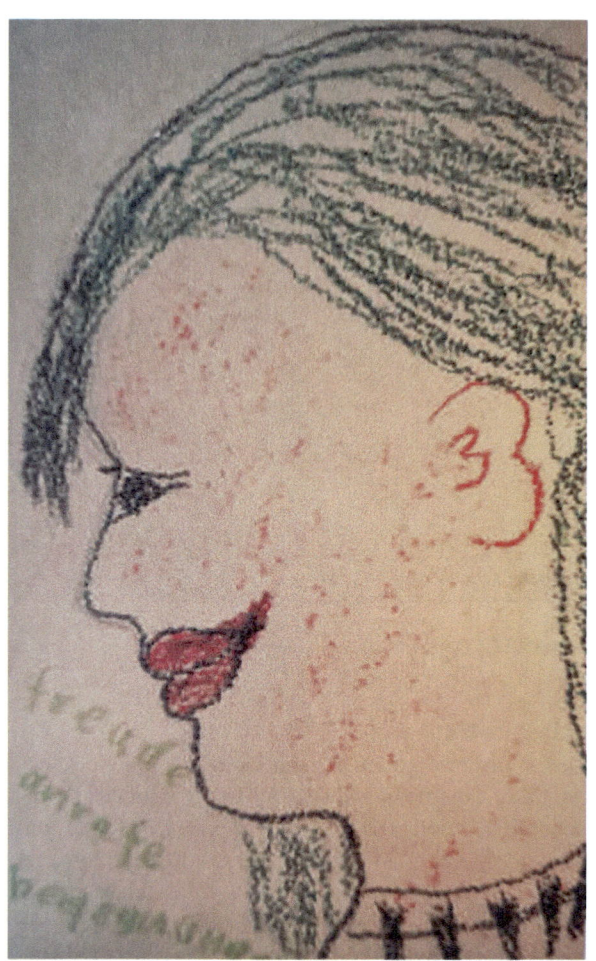

> **Beispiel**
>
> Das Leben als Weg, Alexandra, 17 Jahre.
>
> Nachdem Alexandra bereits das zweite Mal beinahe an einer Überdosis gestorben wäre, finden sich auch in ihrem Bild der Lebenslinie Symbole, die den Drogenkonsum verdeutlichen. Die 100 Jahre wird sie nicht erreichen, meint Alexandra, denn ein umgefallener Baum versperrt ihr den Weg. Nach dem Gespräch streicht sie wesentliche Symbole weg und sagt: „Das stimmt eh alles nicht." (Abb. 6.30). ◄

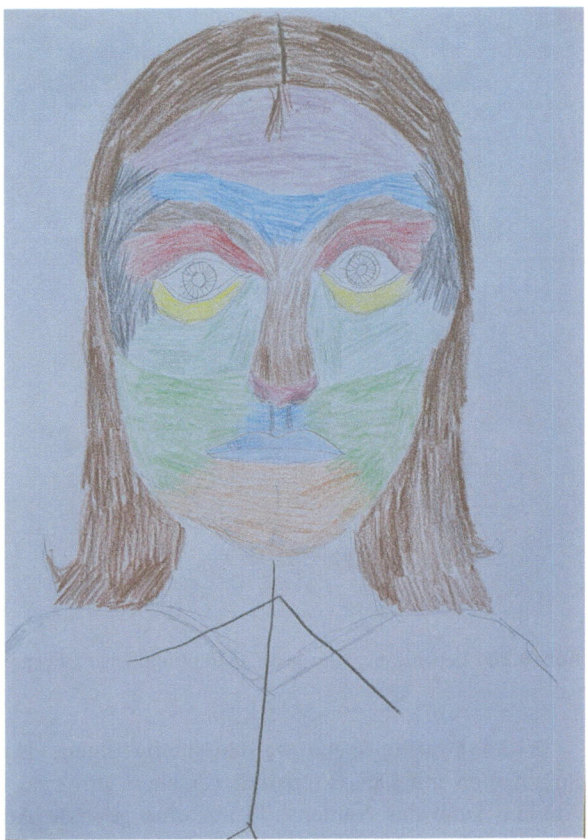

**Abb. 6.29** Selbstportrait, Daniela, 9 Jahre. (Mit freundlicher Genehmigung der Patientin)

## 6.1.6 Kommunikative Techniken

**Schnörkelspiel (nach D. Winnicott, 1979)**
Der/die Therapeut*in zeichnet blind einen Schnörkel oder eine Linie auf das Blatt und der/die Klient*in macht ein Bild daraus. Dann umgekehrt: Klient*in zeichnet einen Schnörkel und Therapeut*in macht ein Bild daraus. Eine Serie von Bildern kann entstehen, aus der im Anschluss eine Geschichte zusammengestellt und erfunden werden kann.

So wird v. a. Kontakt- und Kommunikationsfähigkeit gefördert.

**Namensbild**
Aufgabe ist es, den eigenen Namen darzustellen. „Wie schaut der Name aus?", „Welche Farbe hat er?", „Welche Assoziationen werden damit verbunden?".

Diese Technik ist geeignet für eine Vorstellrunde in einer Gruppentherapie, aber auch, um sich selber wahrzunehmen.

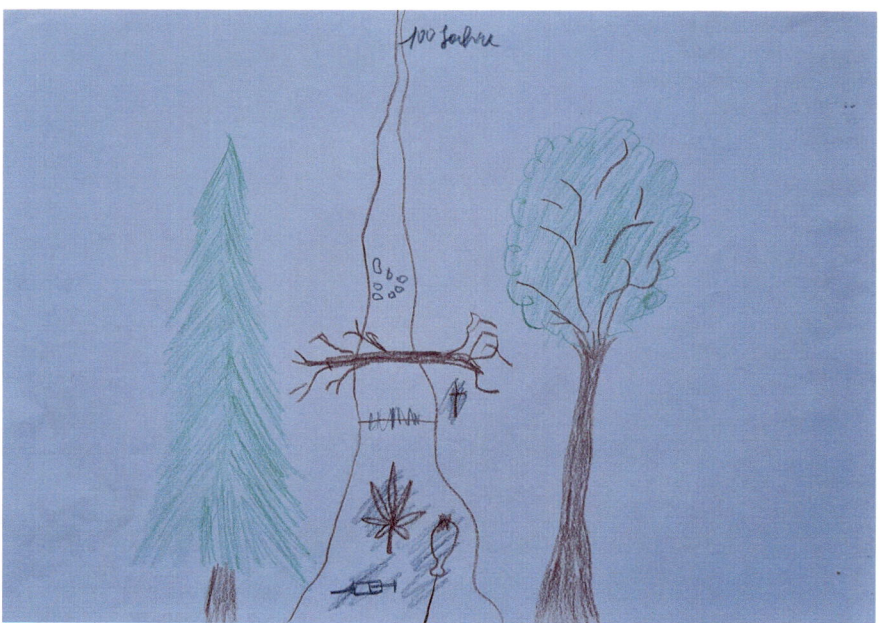

**Abb. 6.30** Lebenslinie, Alexandra. (Mit freundlicher Genehmigung der Patientin)

In der Graffity-Szene werden häufig eigene Namen oder Codenamen oder Spitznamen mit Charakteristika versehen, um eine Marke von sich zu kreieren. Ähnlich kann das Namensbild auf eine gewisse Art ein Symbol für sich selbst werden (Abb. 6.31).

**Puzzlebilder**
Das Zeichenblatt wird in Puzzleteile zerschnitten, jede/r in der Gruppe erhält eines davon und gestaltet es nach seinen/ihren Vorstellungen. Dann werden die Teile wieder zu einem Ganzen zusammengefügt. Dies symbolisiert den Beitrag eines Individuums in einer Gruppe und kann so therapeutisch genutzt werden.

Erweiterungsmöglichkeiten gibt es, wenn die Übergänge gemeinsam gestaltet werden bzw. das gesamte Puzzle neben den Einzelteilen gemeinsame Elemente aufweist (Abb. 6.32).

**Geschichten malen**
Ein großes Papier hängt an der Wand, sei es in einer einzigen Gruppentherapieeinheit oder über mehrere Therapieeinheiten hinweg. Jede/r kann nun nach und nach etwas hinzufügen und ein gemeinsames Bild entsteht. Geschichten können auch mittels Cartoons erzählt werden.

6.1 Techniken

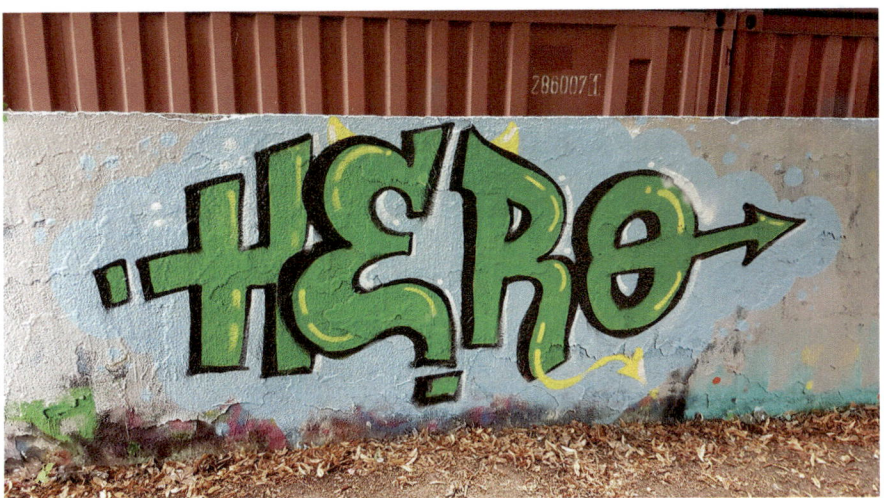

**Abb. 6.31** Graffity. (Eigene Darstellung)

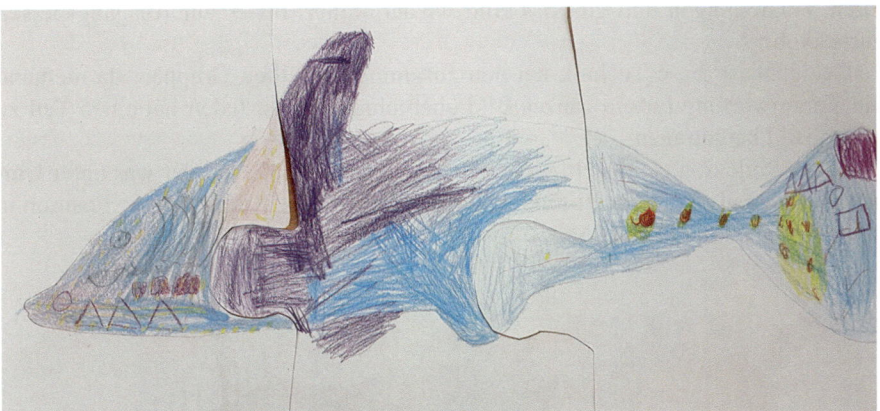

**Abb. 6.32** Puzzlebild. (Eigene Darstellung)

**Gruppengemälde**

An diese Aufgabe kann unterschiedlich herangegangen werden. Erste Möglichkeit ist, dass jede/r Teilnehmer*in eine andere Farbe nimmt. Es kann mit oder ohne Themenstellung, gleichzeitig oder nacheinander, mit oder ohne Musikbegleitung gestaltet werden. Ein komplexes Gruppengemälde kommt oft erst zum Einsatz, wenn sich die Gruppe bereits kennt. Es kann genutzt werden, um Kontakte aufzunehmen und Kommunikation über Farbe und Formen zu initiieren. Im Gruppengemälde können sich diverse Rollen von Dominanz bis zögerlicher Zurückhaltung, von planvoller bis ungeplanter Herangehensweise offenbaren.

## Dreigeteilte Tiere

Ein Blatt wird mit drei Linien geteilt und zerschnitten oder mit drei Falzen unterteilt und schrittweise weitergegeben. Nun soll ein Phantasietier entstehen, gerne zu einem gewissen Thema wie „Angst" oder Ähnliches. Eine Person zeichnet den Kopf, die zweite Person den Rumpf und eine dritte Person den hinteren Teil. Auf den einzelnen Bildern muss vorher markiert werden, wo das Tier beginnt und wo es endet. Schlussendlich werden die Teile wieder zusammengefügt bzw. umgeknickte Blätter wieder geöffnet, um das Gesamtwerk der Teamwork-Herangehensweise zu betrachten (Abb. 6.33).

▶ Nicht jede Person kann gut akzeptieren, dass er oder sie nicht alleinige/r Urheber*in eines Bildes ist. Die Toleranz, dass jemand anderes einen anderen Stil besitzt und dadurch auch Neues ergänzen kann, ist allerdings ein wichtiger Schritt im sozialen Verständnis und sozialen Leben.

## Rundum-Bild

Jede/r malt für sich ein Bild, dann wird das Blatt in der Runde um eine Person weitergegeben. Der/die nächste Teilnehmer*in ergänzt nun das Bild nach seinen/ihren Vorstellungen und gibt das Bild wieder weiter, bis es zur Ausgangsperson zurückkehrt.

Geeignet ist diese Technik bei neu zusammengestellten Gruppen, da niemand die Verantwortung für ein ganzes Bild übernehmen muss. Jede/r hat einen Teil zu jedem Bild beigetragen.

In der Reflexion zeigt sich, was angenommen werden kann oder was unter Umständen auch als störend empfunden wird und ob der/die Klient*in eine Position in einer Gruppe finden kann (Abb. 6.34).

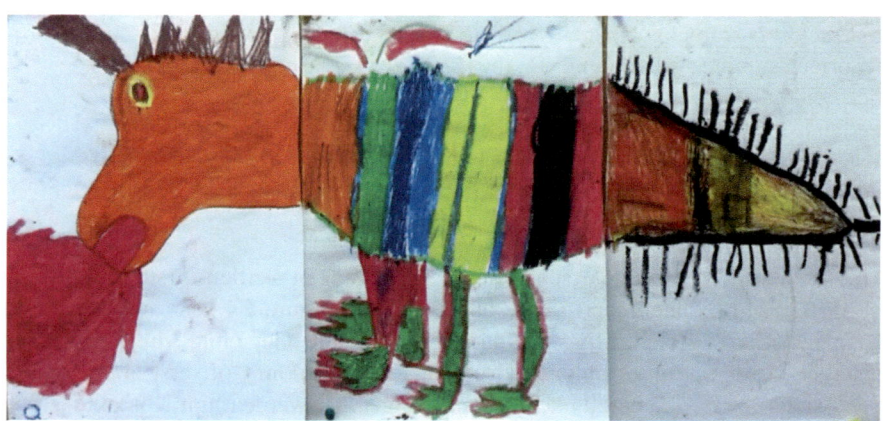

**Abb. 6.33** Dreigeteiltes Tier. (Eigene Darstellung)

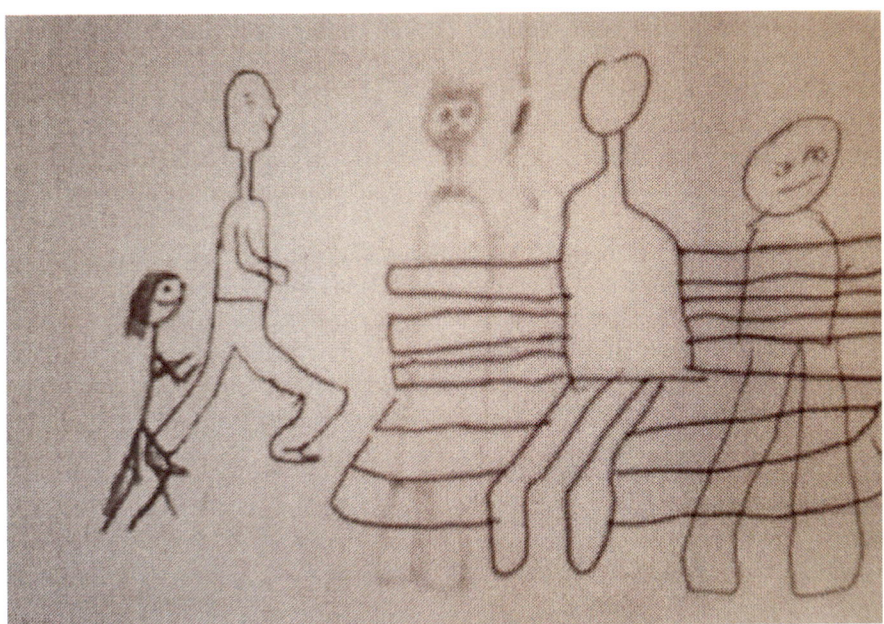

**Abb. 6.34** Rundum-Bild. (Eigene Darstellung)

**Lücke füllen**
Aufgabe ist es, ein Bild zu malen und dabei einen kleinen Bereich auszusparen. Die Gruppe soll nun Vorschläge für die Ausfüllung dieses Bereichs machen. Eine andere Möglichkeit wäre, die unfertige Zeichnung weiterzugeben und ein anderes Gruppenmitglied ergänzt den fehlenden Bereich.

**Frage-Antwort-Bilder**
Einige gemalte Bilder zu einem Thema werden aufgehängt, dies können auch Postkarten oder Ausschnitte aus Illustrierten sein. Die Aufgabe an die Gruppe ist nun, eine Antwort zu einem bevorzugten oder individuell ausgesuchten Bild in einer neuen Gestaltung zu geben. Handelt es sich tatsächlich um Bilder von anderen Gruppenteilnehmer*innen, sind der Kommunikationsaspekt und die Antwort natürlich unmittelbarer auf die Gruppe umzumünzen.

**Dialogmalen**
Zwei Personen (Therapeut*in – Patient*in oder Klient*in – Klient*in) sitzen sich gegenüber und treten mit Farbe und Formen in Kontakt. Ohne Worte! Die Art der Kontaktaufnahme am Blatt kann angeleitet werden, indem man Themen stellt („sich Raum nehmen", „Krieg", „Annäherung",...), dem Malprozess kann aber auch freier Lauf gelassen werden.

Ob gleichzeitig oder hintereinander gemalt werden soll, entscheidet sich vielleicht erst im Zeichenprozess. Es macht also Sinn, als Therapeut*in auch abzuwarten.

Der/die Gestaltende kann hier lernen, aktiv auf die Umwelt bzw. das Gegenüber einwirken zu können. Zudem kann es Teil des Lernprozesses sein, dass es notwendig ist, sich bestimmten Umweltbedingungen anzupassen (Abb. 6.35).

**Malen mit geöffneter Tür (nach Wichelhaus 2011)**
Hierzu wird das Blatt in der Mitte durch eine Linie mit Öffnung („Tür") in zwei Bildhälften geteilt. Die Partner*innen sitzen sich beim Malen gegenüber und gestalten gleichzeitig mit freier Farbwahl. Man kann den/die anderen dann durch die „Tür" besuchen, einlassen oder auf der gegenüberliegenden Seite mitarbeiten. Die Toleranz und Akzeptanz des Partners oder der Partnerin wird getestet und gefördert.

**Visuelle stille Post**
Jede/r schreibt einen kurzen Satz oder Spruch auf ein Blatt Papier und gibt es weiter. Die nächste Person zeichnet diese Aussage, verdeckt das Gezeichnete (durch

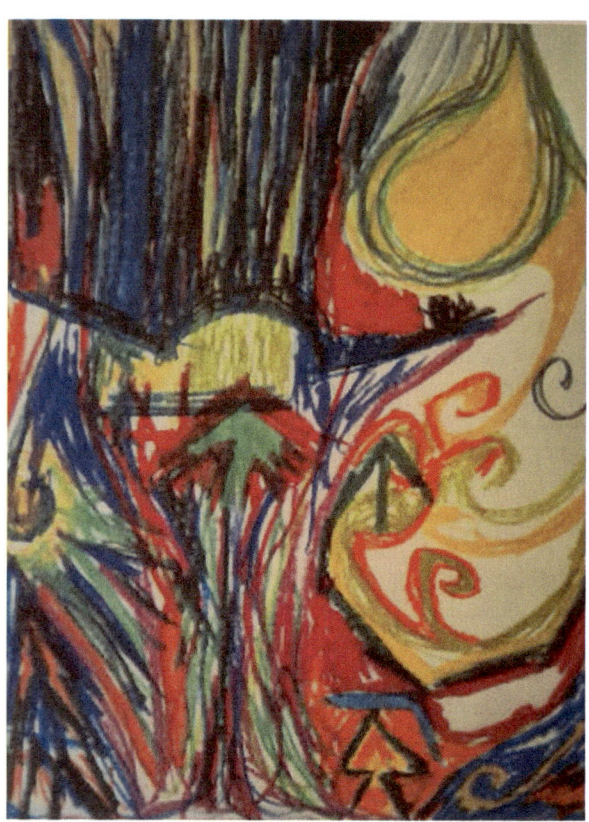

**Abb. 6.35** Dialogmalen. (Eigene Darstellung)

**Abb. 6.36** Stille Post.
(Eigene Darstellung)

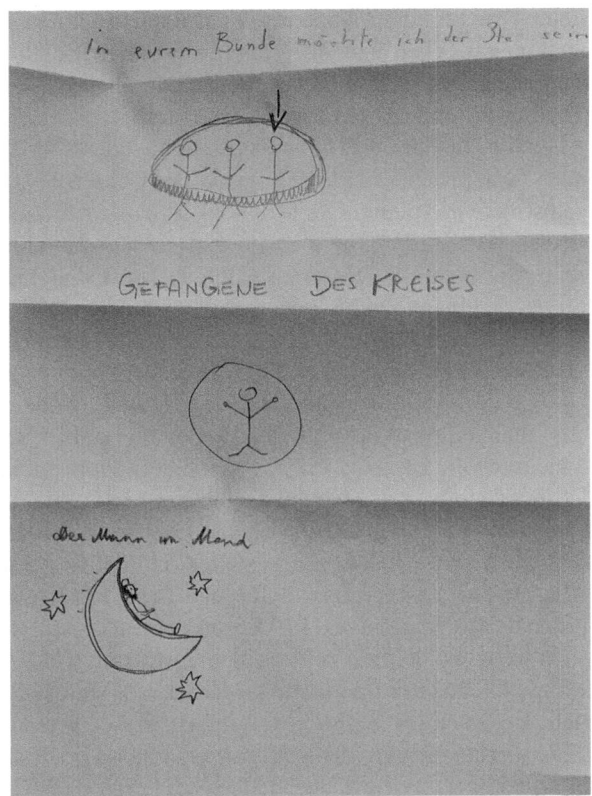

Umknicken) des Papiers und gibt das Blatt wieder weiter. Der/die Nächste soll das Bild wieder in Worte fassen, so geht es reihum bis zur Ausgangsperson. Das Ansehen der entstandenen Blätter bereitet erfahrungsgemäß der ganzen Gruppe Spaß (Abb. 6.36).

## 6.2 Themen

Therapiesituationen werden häufig unter ein Thema gestellt, die den Aufbau der Einheit erleichtern. Zu diesem Thema wird schließlich in verschiedenster Weise gearbeitet, z. B. zuerst eine Entspannungsübung, dann eine gestalterische Arbeit und zuletzt ein Spiel und Reflexion.

Nicht nur in Gruppensituationen ist das der Fall, auch Einzeltherapien werden Themen zugeordnet, um dem Malprozess eine bestimmte Richtung zu geben. Es bedarf guter Überlegungen, wann Themen eingesetzt werden und welche Ziele damit verfolgt werden können.

Dabei ist eine Einschätzung nötig, wie der/die Klient*in darauf anspricht. Denn Themen können einerseits hemmen, blockieren, stressen oder die Person vielleicht unter Druck setzen. Andererseits können sie anregen, Ideen fördern, neue Assoziationen wecken und die Therapie in eine Richtung lenken. In der geeigneten Therapiesituation können bei Bedarf durchaus provokante und inhaltlich relevante Themen eingesetzt werden.

Nicht nur der/die Therapeut*in kann oder soll Themen vorgeben, es können auch Gruppenentscheidungen getroffen werden oder eine Person entscheidet sich selbst für ein Thema. Die Möglichkeit, aus mehreren Themen eines auszusuchen, erleichtert natürlich so manche Entscheidungsfindungsprozesse. Ist ein Mensch fähig, für sich ein Thema zu wählen, das Bedeutung hat, so kommt es vor, dass dieses in einem Zyklus von mehreren Bildern behandelt werden kann. So kann sich ein Thema über einen längeren Zeitraum erstrecken. Eventuell sollte ein übergeordnetes Thema in den Therapieeinheiten in kleine Themen zerlegt werden, ähnlich der Formulierung von Fernzielen und Nahzielen. Zum Beispiel kann sich das Thema „Identität" aufteilen in „meine Stärken/Schwächen", „meine Masken", „wie mich die Leute sehen", „was ich besonders gut kann"...

Wurde nun ein Thema ausgewählt, folgt die Umsetzung, wobei sich verschiedene Verhaltensweisen zeigen können. Entweder überlegt man zuerst lange, assoziiert zum Thema und gestaltet schließlich seine Gedanken, oder man malt bzw. zeichnet gleich darauf los und das Thema wird direkt im Malprozess bearbeitet. Wichtig ist es für Ergotherapeut*innen, das Thema gut zu erklären, v. a. wenn es sich nur um ein Schlagwort handelt. Auch wenn Stichwörter viele Möglichkeiten der Bearbeitung offenlassen, sind Fragestellungen (z. B. „Wie sieht dein Leben in 10 Jahren aus?") meist besser verständlich. Zumindest sollte klar sein, worum es geht, denn Missverständnisse oder ständiges Nachfragen hemmen nur die konzentrierte Auseinandersetzung mit dem Thema.

Verbal Ausgesprochenes kann ebenso zum thematischen Material für die künstlerische Arbeit werden.

Eine Inspirationsliste an Themen:

- Wegbilder: „Malen Sie einen Weg und alles, was Ihnen dazu einfällt."
- Was nehme ich mit auf eine einsame Insel?
- Masken und Fratzen
- Freiheit: „Ein Adler fliegt über die Berge", „Eine Pflanze bricht aus der Erde"
- Autorität
- Landschaftsbilder (real oder Wunsch, wenn du aus dem Fenster siehst)
- Meine Stärken/Schwächen
- Ängste (vor wem/was?, im Wald verlaufen, was nun?)
- Wünsche (Held, was wünscht du dir von einer Märchenfee?, Schatztruhe)
- Mein Feind
- Das Gute/das Böse
- Mein Schweinehund (Abb. 6.37)
- Ich und mein Dunkel
- Phantastische Figur
- Träume

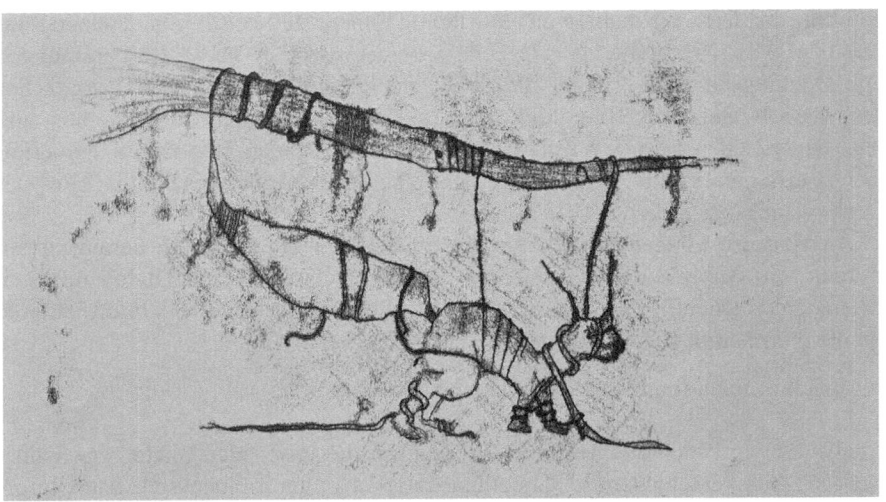

**Abb. 6.37** „Das gefangene Mooshörnchen". (Eigene Darstellung)

- Lieblingstier (und bewundernswerte Qualitäten)
- Mann-Frau-Polarität
- Wunschbild
- Märchenfee
- Symbol für mich
- Geister
- Wie siehst du dich in 10 Jahren?
- Tierperspektive (Wurm, Giraffe, Maulwurf, Fisch, Adler,…)
- Mythische Gestalten
- Monster
- Anderer Planet, Weltraum
- Mein Tag

▶ **Thema: Jahrmarkt** Was verkaufe ich auf einem Jahrmarkt bzw. wie schaut mein Stand aus, mit welchen Farben oder Besonderheiten locke ich die Aufmerksamkeit auf mich und meinen Stand? Welche Vergnügungen und Farben herrschen vor und wie sieht wohl die Werbung aus für dieses besondere Ereignis?

## 6.3 Tests

Es gibt die Möglichkeit, standardisierte Tests in der Therapie einzusetzen, v. a. bei Kindern finden sie Anwendung. Hauptsächlich werden diese Tests und deren oftmals tiefenpsychologische Analyse aber nicht von Ergotherapeut*innen durchgeführt, sondern vielmehr von Psycholog*innen, teilweise von Pädagog*innen oder von Psychotherapeut*innen. Trotzdem gibt es kurze Beschreibungen und Deutungsbeispiele einiger Tests, die doch ergotherapeutischen Einsatz finden, jedoch meist nicht in ihrer ursprünglich angedachten, ausführlichen und teils analytischen Form. Wenn das Zeichnen und Malen Bestandteil der ergotherapeutischen Praxis wird, sollte zumindest ein Grundverständnis gewisser Deutungsansätze vorliegen.

Ansatzweise können diese Tests als Einstieg für ein Gespräch herangezogen werden, die Analyse des entstandenen Bildes erfolgt somit im Dialog mit dem Klienten/der Klientin. Sie bieten auch Hinweise und erweiternde Informationen für die ergotherapeutische Diagnostik und Therapie.

- „Zeichne einen Baum" (Áve-Lallemant 1976: Baumtest):

Analysiert wird hier die Art, wie der Stamm, die Äste oder Blätter gezeichnet werden. Aus verschiedenen Darstellungsmöglichkeiten können sich dann Informationen über Persönlichkeit, Gefühlssituation und Entwicklungsstand zeigen (Abb. 6.38).

**Abb. 6.38** Baum. (Eigene Darstellung)

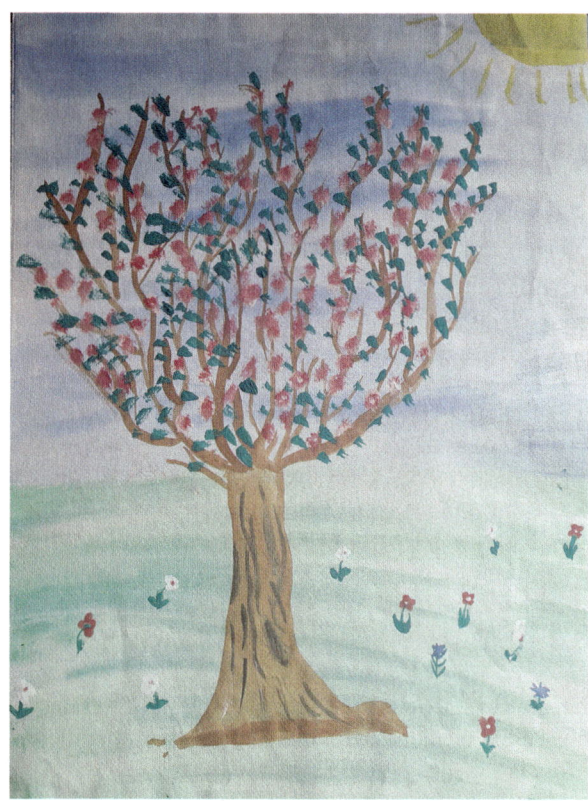

> **Beispiel**
>
> Philipp (8 Jahre) zeichnet einen Baum ohne Wurzel, aber mit einer phantasievollen Baumkrone, sogar Äpfel hängen daran und viele Äste werden gezeichnet. Der Baum scheint aber am Blatt zu schweben, weder ein unten breiter werdender Stamm noch ein Boden oder eine Wiese geben Halt. Ähnlich verhält es sich mit der Buchstabenkonstruktion, Philipps Buchstaben finden kaum Halt auf der Linie, fliegen v. a. auf einem unlinierten Blatt chaotisch. In der Schule wird das bemängelt, da gerade jetzt mit der Schreibschrift einiges unleserlich wird. In der ergotherapeutischen Befundung zeigt sich zudem ein Defizit in der Körperspannung und Stabilität. Gerade Balance und bei Tisch sitzen zu bleiben für diverse Aufgaben, fällt ihm besonders schwer. Nach einigen Stabilisierungsübungen und Tonusregulation gelingt es ihm im Therapieverlauf besser, Ruhe zu finden und auch Stabilität in der grafomotorischen Umsetzung zu finden. Ein Vergleichsbild mit einem Baum zeigt, dass auch in der Zeichnung der Stamm eine Bodenhaftung bekommt und er am Unterrand des Blattes ansetzt. ◄

- Der Baumtest (Koch 2008)

Der Baumtest ist für Kinder ab 6 Jahren, für Jugendliche und Erwachsene konzipiert und wird als Projektions- und Entwicklungstest verwendet. Er geht davon aus, dass sich der/die Proband*in in der Baumzeichnung (Projektion) darstellt, d. h. der/die Zeichner*in zeigt die Art und Weise des Stehens in der Welt mitsamt den eigenen Gefühlen und Erfahrungen. Der Test gibt Hinweise über Intelligenz und Entwicklungsstand und weist teilweise auf frühe Traumata hin. Als psychodiagnostisches Hilfsmittel hat sich der Baumtest in der Praxis sehr bewährt und ist v. a. einfach durchführbar, man benötigt nur Zettel und Bleistift.

- „Zeichne deine Familien in Tieren". H. (14 Jahre alt) zeichnet seine Familie als Haie (Abb. 6.39)

Brem-Gräser entwickelte 1995 diesen projektiven Test „Familie in Tieren". Ziel des Testes ist es, einen Blickwinkel der familiären Struktur zu erhalten. Außerdem erhält man einen möglichen Eindruck über die Persönlichkeitsstruktur des Kindes und Interaktionen im Familiensystem. „Stell dir deine eigene Familie als Tiere vor. Zeichne nun deine Familie in Tieren!" So die Anweisung, umgesetzt wird der Test ganz einfach mit Papier und Stiften. Der Test ist für 4- bis 12-jährige Kinder ausgelegt. Zu beachten ist die Zeichenreihenfolge. Am einfachsten ist es, wenn man den Namen unter die Tiere schreibt und eventuell Zahlen für die Reihenfolge. Nach der Zeichnung finden Hypothesenbildungen statt über mögliche Probleme, Besonderheiten des Kindes und eventuell über familiäre Strukturen und Konflikte. Es ist sehr ratsam, nach der Durchführung des Tests mit dem Kind über das Bild zu sprechen. Während der Zeichnung beobachtet man das Kind ganz genau (wie es malt). Man beobachtet die Strichstruktur (fester Strich – Durchsetzungskraft, Festigkeit; druckschwacher Strich – wenig Durchsetzung, Flächenbehandlung …).

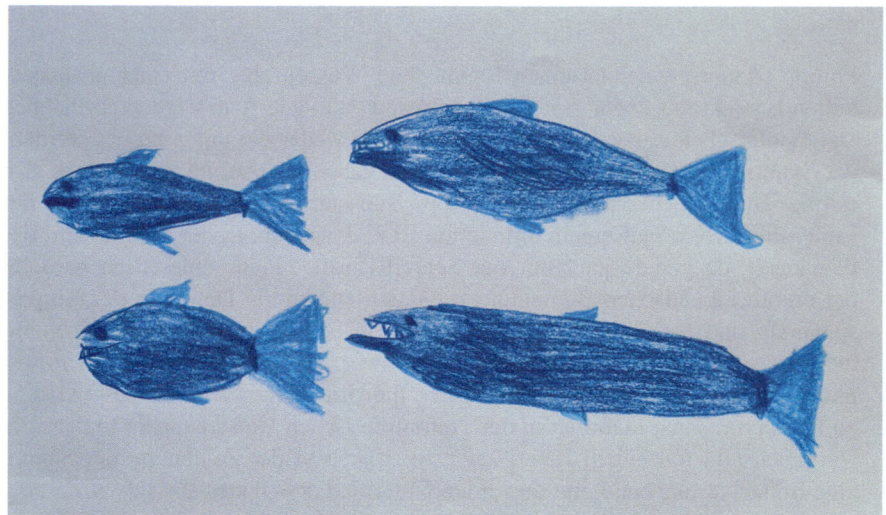

**Abb. 6.39** Meine Familie, H., 14 Jahre. (Mit freundlicher Genehmigung des Patienten)

Weiter ist auf die Formbehandlung (klein, groß) zu achten. Es ist möglich, dass ein Tier besonders groß hervorgehoben wird, in Realität aber ganz klein ist.

Welches Tier gezeichnet wird, ist interessant, da den Tieren gewisse Eigenschaften nachgesagt werden. Die Raupe steht für kindliche Entwicklung, der Löwe für Herrschaft, das Küken für Schutzbedürftigkeit und der Hund für Treue.

- Kinetische Familienzeichnung (Kinetic Family Drawing, K-F-D, Burns und Kaufman 1970)

„Zeichne deine Familie, wie sie etwas gemeinsam tut."

- Draw-a-Family-Test

„Zeichne ein Bild von deiner ganzen Familie", es folgt die Identifizierung dieser. Der Test kann auf Einstellungen und Rollenverhältnisse hinweisen.

Kindliche Zeichnungen reflektieren häufig die Spannungen, die das Kind in seiner Familie erlebt. Werden Kinder aufgefordert, ihre Familie zu zeichnen, so kann dies helfen, Familienkonstellationen, Bindungen und Störungen zu erkennen. Mit entwicklungspsychologischem Wissen angewandt, ist „die verzauberte Familie" ein projektiver Test, der die Hintergründe kindlicher Störungen aufdecken kann. Damit ist er ein wichtiger Bestandteil der Psychodiagnostik des Kindes (Kos und Biermann 2017).

- Draw-a-Person-Test (D-A-P, Karen Machover 2012)

Es soll eine Person gezeichnet werden und der/die Therapeut*in beobachtet die Vorgehensweise, in welcher Reihenfolge Körperteile gezeichnet werden usw.

- Haus-Baum-Person-Zeichentest (H-T-P, Buck 1949)

Dieser Persönlichkeitstest mag wie eine einfache Zeichnung für Kinder wirken, ist aber auch bei Erwachsenen anwendbar. Er wird in Kliniken, psychologischen Beratungsstellen und Abteilungen für pädagogische Psychologie verwendet. Beim HTP-Persönlichkeitstest werden die Personen gebeten, ein Haus (H), einen Baum (T) und eine Person (P) auf ein weißes Blatt Papier zu zeichnen.

Das Ziel des Tests ist es, ihre inneren Konflikte und Unterbewusstes ans Licht zu bringen. Der/die Analytiker*in liest aus dem Haus, Baum und der Person gewisse Persönlichkeitsmerkmale.

Das Haus gibt Hinweise über Sicherheit, häusliche Situation und interpersonelle Dynamik (z. B. symbolisiert nach Buck ein qualmender Kamin Gefühle der Wärme und Zuneigung). Der Baum steht für persönliche Charakteristika und die biografische Situation und die Person zeigt Informationen über das Körperbild und Selbstkonzept.

Es ist jedoch Achtsamkeit im Umgang mit Tests geboten, es sollten auf keinen Fall voreilige Schlüsse aus Bildern gezogen werden. Deutungen oder Analysen von Gezeichnetem werden auch am besten direkt mit dem Klienten/der Klientin besprochen.

## Literatur

Áve-Lallemant, U (1976) Baumtest. Mit einer Einführung in die symbolische und graphologische Interpretation. 4. Aufl. München, Ernst Reinhardt Verlag
Bartel D (2016) Rotation. Books on Demand, Nahrung für das Gehirn
Buck JN (1949) The H-T-P Technique. J Clin Psychol 5:37–74
Burns C, Kaufman H (1970) Kinetic family drawings (K-F-D). An introduction to understanding children through kinetic drawings. New York, Brunner/Mazel
Jacobi J (1981) Vom Bilderreich der Seele. Wege und Umwege zu sich selbst. Olten, Walter-Verlag
Koch K (2008) Der Baumtest. Huber-Verlag, Der Baumzeichenversuch als psychodiagnostisches Hilfsmittel
Kos M, Biermann G (2017) Die verzauberte Welt. Ernst Reinhardt Verlag, Ein tiefenpsychologischer Zeichentest
Lenz-Penzholdt U (1975) In allen Häusern, wo Kinder sind. München, Verlag Heinrich Ellermann
Machover, K (2012) Personality Projection In The Drawing Of The Human Figure: American Lecture Series. American Lecture Series. Literary Licensing
Marbacher Widmer P (1991) Bewegen und Malen. Zusammenhänge, Psychomotorik, Urformen, Körper- und Raumerfahrung. Broadstairs, borgmann
Schottenloher G (1989) Kunst- und Gestaltungstherapie. Eine praktische Einführung. München, Kösel-Verlag
Wichelhaus B (Hrsg) (2011) Kunsttherapie mit Kindern und Jugendlichen: Aktuelle Bezüge aus klinischen und sozialen Anwendungsfeldern. EB-Verlag
Winnicott DW (1979) Vom Spiel zur Kreativität. Klett Cotta, Stuttgart

# 7 Bildanalysen und -deutung

**Zusammenfassung**

Der Prozess des Gestaltens kann einerseits seine therapeutische Wirkung zeigen, andererseits folgt manchmal ein Gespräch, eine Analyse, um weitere Therapieziele zu definieren oder Beobachtungen mitzuteilen. Dahingehend sollen Grundprinzipien der Bildanalyse und -deutung bekannt sein. Wie der Raum, Farbe und Strichführung genutzt werden, um sich auszudrücken, hat schon für sich eine Bedeutung. Umformung, Retardierung, Stereotypien oder Organisation am Blatt können Veränderungen im Therapieverlauf und in der Entwicklung anzeigen.

Jedes Bild hat seine persönliche Handschrift, einen individuellen Stil, sei es durch die Art der Strichführung, durch die Farbwahl oder durch bevorzugt dargestellte Themen. Betrachtet man nun ein Gemälde oder eine Zeichnung, weckt dies eine Reihe von Assoziationen, die wiederum individuell verschieden sind. Man kann das Bild beschreiben, indem Aussagen über Farbtöne, Bildfeldaufteilung und Kontraste getroffen werden. Kann man aber auch Rückschlüsse auf die Person ziehen, die das Bild gezeichnet bzw. gemalt hat? Ist es möglich, durch das Bild etwas über die Befindlichkeit des Gestalters/der Gestalterin zu erfahren?

In der Kunst kann die Handschrift einer Künstlerin/eines Künstlers sehr wohl erkannt werden und dieser Stil trägt häufig auch zum Bekanntheitsgrad bei. Viele Forschungen und Analysen werden gemacht, um Werke berühmten Künstler*innen zuzuordnen oder Fälschungen zu identifizieren. Analysen von Kunsthistoriker*innen und Biograf*innen setzen die Strichführung im Bild sehr wohl mit den Lebensumständen oder auch sozio-emotionalen Vorgängen der Künstler*innen in Verbindung.

Erkennt man den zeichnerischen Stil einer Person, ist es möglich, Unterschiede zu definieren. Dennoch sind Fremdinterpretationen ungewiss und sollten ohne

Kenntnis der Begleitumstände und der Mithilfe der interpretierten Person nicht vorgenommen werden. Wichtige Voraussetzung ist vor allem eine funktionsfähige, therapeutische Beziehung. Selbstinterpretationen hingegen sind für den Moment immer stimmig. Außerdem ist der/die Klient*in seinem/ihrem Unbewussten näher als jede/r andere, es muss ihm/ihr zugestanden werden, den Zeitpunkt der Konfrontation mit den eigenen Gefühlen und Bedürfnissen selbst zu bestimmen.

▶ **Therapeutische Beziehung** So wird das Vertrauens- und Arbeitsverhältnis zwischen Therapeut*in und Patient*in genannt, das klare Grenzen, aber auch einen sicheren Rahmen für das gemeinsame Arbeiten an einer Zielsetzung beinhaltet.

Werden einige Regeln bei der Bilddeutung beachtet, können sich durchaus therapeutisch und diagnostisch relevante Aufschlüsse daraus ergeben. Beispielsweise können bestimmte Aspekte der Persönlichkeit, grundlegende Bedürfnisse, unbewusstes Material oder die persönliche Wahrnehmung der Welt ersichtlich werden.

Es gibt verschiedene Herangehensweisen, Eigenschaften in einem Bild zu beschreiben. Es kann der Inhalt eines Bildes analysiert werden, v. a. mithilfe von Symboldeutung. Diese sogenannte inhaltliche Bildanalyse beschäftigt sich hauptsächlich mit den Fragen, was bzw. welches Thema dargestellt wird.

▶ Ein Haus ist in der Symboldeutung mehr dem weiblichen Geschlecht zuzuordnen, eine Kirche mehr dem männlichen Geschlecht.

Im Gegensatz dazu beschreibt die formale Bildanalyse, wie etwas dargestellt wird. Es werden im Folgenden Bewegungsbild, Raumbild, Formbild und Farbbild (Kraft 1986) beschrieben.

## 7.1 Das Bewegungsbild

Ausgangspunkt ist der (Pinsel-)Strich. Bei der Strichführung werden unterschieden:

- Strichbreite (dick, massig,...)
- Strichschärfe (klar begrenzt, verwischt,...)
- Strichspannung (schwunglos, locker, gespannt,...)
- Strichstörung (verschmiert, abgebrochen,...)
- Strichrichtung (Wie verläuft die Masse der Einzelstriche?)
- Strichform (vorwiegend bogig, gerade,...)

Hinzu kommt die Beurteilung der Verbundenheit verschiedener Striche untereinander und schließlich die Beurteilung des Bewegungsablaufs als ein übergreifendes, das Bewegungsbild zusammenfassendes Merkmal (Abb. 7.1).

## 7.1 Das Bewegungsbild

**Abb. 7.1** Baum. (Eigene Darstellung)

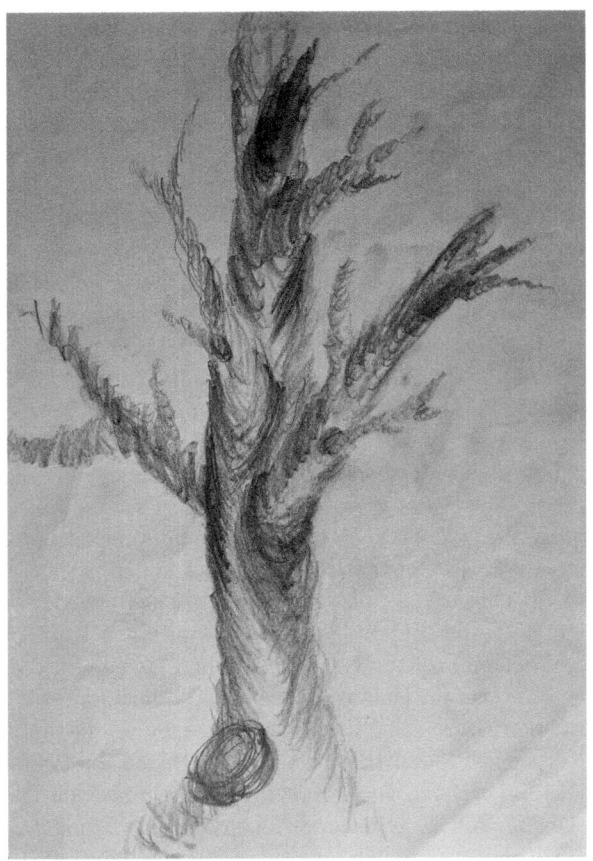

In einem einfachen Kritzelbild erkennt man schon eine charakteristische Art der Linienführung. Ob zart, eckig oder spitz, kräftig, harmonisch, rund oder mit störenden Linien. Man nennt dies den Malduktus, also die Art, wie ein Pinsel oder Stift auf dem Bild bewegt wird. Aus psychomotorischer Sicht kann diese Analyse in Zusammenhang mit der derzeitigen Situation bzw. dem derzeitigen Erleben des/der Klient*in gestellt werden. Wie frei sich die Hand mit dem Malmaterial über das Papier bewegt oder wie viel Druck angewendet wird, kann sich an anderer Stelle im Körper widerspiegeln, z. B. bei zusammengebissenen Zähnen, hochgezogenen Schultern oder einem abgehobenen und dadurch wenig gleitenden Handgelenk. Ein zittriger oder stressgeplagter Körper wird in der Strichführung wenig Geschmeidiges oder durchgehende Linien an den Tag legen. Abgehackte Bewegungen zeigen sich sehr deutlich im Bewegungsbild, während gemütliche, ruhige und geschmeidige körperliche Voraussetzung einen anderen Malduktus hervorruft.

Die Atmung, die abhängig von psychischen Zuständen und körperlichen Voraussetzungen ist, beeinflusst das Bewegungsbild und die Strichführung. Es wird beobachtet, dass konzentrierte Zeichnungen oder gezielte Striche mit angehaltenem Atem durchgeführt werden, dies erfordert nach dem Einatmen und Luft anhalten natürlich auch eine Pause, oder die Atembewegung zeigt sich in einer Strichstörung. Atmung und Aufrichtung bzw. Haltung spiegeln die sensomotorische und psychische Ausgangssituation der Patient*innen und wirken sich auf das Bewegungsbild aus. Eine aufrechte Haltung mit entsprechender Kopfkontrolle und freier Beweglichkeit im Schulter-Nacken-Bereich ermöglicht freiere Bewegungen mit Pinsel und Stiften. Muss der Kopf aber mit einer Hand abgestützt werden, erfordert die Aufrichtung und Haltung enorme Kraft, so wirkt sich dies auch auf die Beweglichkeit des Arms und der Hand aus. Halt suchende Arme, Ellbogen oder ganze Körper am Tisch oder am Blatt können einen verschmierten oder ungenauen Strich mit sich bringen. Körperspannung und Körperhaltung sind ein Teil der muskulären Ansteuerung einer Stiftführung, Kraft und Feinmotorik der andere Anteil. Bei Anstrengung bedarf es in der Strichführung häufig einer oder mehrerer Pausen. Beobachtbar sind diese Pausen in der Schrift genauso wie im Malduktus. Wird die Druckschrift der flüssigeren Schreibschrift vorgezogen, kann auch in der Zeichnung beobachtet werden, dass ein Gesamtbild aus vielen Einzelstrichen entstehen kann. Bei älteren, geriatrischen Patient*innen ist zu beobachten, dass die Schreibschrift wieder vermehrt abgehackt erscheint und auch die Linienführung, z. B. um einen Kreis oder ein Gesicht zu zeichnen, aus vielen einzelnen Bewegungen und kleinen Strichen besteht (Abb. 7.2).

Eine stabile Haltung steht im Einklang mit einem stabilen Kopf und einem stabilen Blick. Eine unruhige, wetzende Sitzposition hingegen erschwert es dem Körper auch, den Blick länger gezielt auf eine Linie oder Bewegung zu halten. Die Auge-Hand-Koordination benötigt eine gute Ausgangslage und resümiert in schwungvollen, genauen Strichen und Bewegungen am Blatt. Motorische Unruhe, aus welchen Gründen auch immer, kann daher im Bewegungsbild am Blatt deutlich ersichtlich werden. Im psychiatrischen Bereich sind Tics keine Seltenheit, diese können unter Umständen eine flüssige Bewegung unterbrechen, sei es ein Zwinkern, das die Auge-Hand-Koordination kurz unterbrechen kann, ein Ausrichten der Brille, ein Haar aus dem Gesicht streifen oder schütteln, bzw. auch den Stift oder Finger zwischendurch zum Mund führen zu wollen.

> **Beispiel**
>
> Elias verbirgt gerne seinen Blick, die Frisur dient diesem Vorhaben, indem die Haare die Augen meist verdecken. Da er nicht gerne Blickkontakt aufnimmt, ist ihm der Haar-Vorhang recht gelegen. Beim Zeichnen, auf das er sich gerne einlässt, zeigen sich alle paar Sekunden Kopfbewegungen, die seine Haare etwas von den Augen wegschütteln. Bei jeder dieser Bewegungen macht er keine Pause, aber eine deutliche Druckveränderung am Blatt ist erkennbar, v. a. wenn er großflächigere Bewegungen ausführen soll. In der Rückmeldung und gemeinsamen Analyse fällt Elias diese Unterbrechung des Gestaltens auf. Er findet eine Lösung für seine Haare beim Zeichnen und Malen und öffnet somit

**Abb. 7.2** Selbstportrait, Herr F., 72 Jahre. (Mit freundlicher Genehmigung des Patienten)

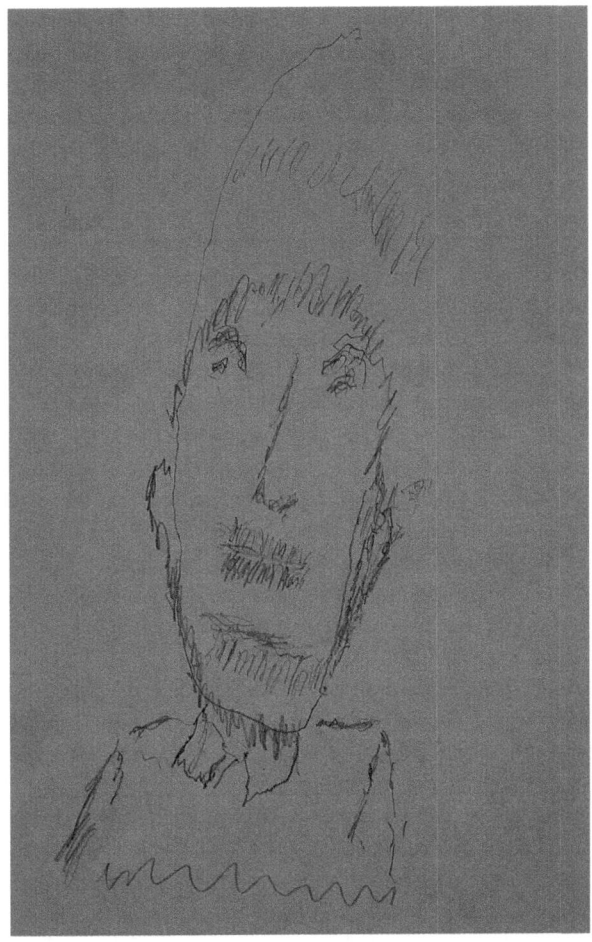

auch sein Blickfeld, nicht nur am Blatt, an dem sich das Bewegungsbild verändert, sondern auch im Umfeld, wo er andere Personen, unter anderem den/die Therapeut*in, besser wahrnimmt. ◄

Um ein Bewegungsbild zu analysieren, sollte die Position des/der Zeichnenden mitberücksichtigt werden. Am Boden oder im Bett liegend werden voraussichtlich andere Bewegungsbilder entstehen als bei Tisch sitzend oder sogar stehend bei einer Staffelei.

Striche als Bewegungsspuren sind ein unmittelbarer Ausdruck der Psychomotorik ähnlich der Handschrift, ob fahrig, schwungvoll oder steif. Der motorische Vorgang liegt immer einer bestimmten Gefühlslage zugrunde und so kann die Beobachtung der Bewegungsmuster beim Zeichnen oder Malen sehr aufschlussreich sein. Sind es eher vorsichtige oder weit ausholende, zögernde oder entschlossene Bewegungen? Wird eher Entspannung durch ruhige Linien vermittelt oder Anspannung durch eine hektische Strichführung? Zeigen sich liebevoll ausgeführte Farb-Strich-Kombinationen oder blattzerstörende Striche mit entsprechend angespannter Motorik? Entscheidend ist zudem, ob die jeweilige Strichführung gefühlsmäßig und motorisch nachvollziehbar ist.

Beim Ausmalen einer Fläche kommt der Malduktus sehr deutlich zum Vorschein. Ausdauerndes Anmalen kann sogar eine Erschöpfung und die Reaktion darauf anzeigen, die sich durchaus in anderen Situationen ähnlich gestalten kann. Gemeint ist, dass manche Menschen in der Erschöpfung eher zögerlicher, langsamer und kraftloser werden, andere aber mit vermehrtem Druck und höherem Tempo reagieren. Beim Ausmalen einer größeren Fläche verändern Klient*innen zum Teil ihre eigene Position oder die Position des Blattes, damit die Strichführung im gewohnten Rhythmus und in gewohnter Richtung fortgesetzt werden kann. Aus diesen Gewohnheiten zu entfliehen und die Strichrichtung am Blatt auch zu verändern, hängt nicht selten mit einer gewissen Flexibilität nicht nur in der Motorik, sondern auch in der Psychomotorik zusammen. Wie klar begrenzt die Striche und die Flächen gesetzt werden, zeigen die Genauigkeit, manchmal sogar zwanghaftes Verhalten der Klient*innen an.

Hat man nun einen sehr unsicheren Strich vor sich, kann das auf Gehemmtheit, Irritation, Befangenheit und Zögern zurückzuführen sein, oder es sind inadäquat umgesetzte Gefühle.

Unsicherheit und Angst zeigen sich bei sehr druckschwachen, zerstückelten, zittrigen Strichen oder bei einer schlechten Linienqualität bzw. vielen Radierspuren. Auch ständiges Durchstreichen und Übermalen deutet auf Befangenheit, wenn nicht sogar auf eine leugnende Haltung der Klient*innen hin. Manche Patient*innen greifen bei der Auswahl eines Bleistiftes oder Farbstiftes unmittelbar auch zu einem Radiergummi. Die Unsicherheit ist dann fast vorprogrammiert, denn es scheint nahezu gesichert, dass der Radiergummi auch verwendet wird, mehr aus der Unsicherheit als aus einer falschen Strichbewegung heraus. Es gibt Patient*innen, die verlangen neben dem Stift auch unmittelbar einen Spitzer, weil es ihnen nicht möglich ist, dass sich die Strichqualität eventuell im Laufe der Zeichnung verändert. Manchmal sind der Spitzer und der Radiergummi aber eine gut gelegene Pause im Gestalten.

Im Gegensatz dazu zeigt sich eine selbstbewusste, unbefangene Gefühlswelt in sicheren raumgreifenden, kraftvollen und zügigen Strichen.

Sieht jemand bereits das Bild vor Augen, kann er/sie es oft unabgesetzt zu Papier bringen, im Gegensatz dazu werden sehr abgesetzte, zerstückelte Striche und ständiges Überprüfen des Gezeichneten beobachtet. Solche Einzelstriche zeigen oft eine starke rationale Beteiligung (Avé-Lallemant 1976). Wenige Bleistiftstriche, Strichmännchen und statisch geometrische Konstruktionen deuten auf reine Kopfarbeit und emotionale Abwehr hin. Scharfe Konturen sind beispielsweise auch sehr rational konnotiert, während zarte oder druckschwache Linien sensibel, gefühlsbetont, empfindend und ursprünglich wirken.

Viel Kontrolle zeigt sich in schmalen Strichen, im Gegensatz dazu entstehen breite viel unmittelbarer, spontaner und triebgesteuert.

Weiß man Bescheid über diese Qualitäten des Bewegungsbildes, können sehr wohl Zusammenhänge im diagnostischen Bereich ersichtlich werden. Hierzu einige Beispiele:

Bei Schizophrenie äußert sich das Erkalten der Gefühlswelt oft durch unbetonte Linien. Zarte Linien deuten genauso auf eine Depression hin. Unregelmäßige, gestückelte, zittrige Linien mit wenig Druck, wenig Schwung und Dynamik gehen oft mit einer Demenz einher. Zwanghafte Personen, die versuchen, alles perfekt zu machen, kommen manches Mal nicht darüber hinweg, ein Lineal zu verwenden (Oster und Gould 1999).

Im ergotherapeutischen Setting darf die Kraftdosierung im Zusammenhang mit dem Bewegungsbild nicht vernachlässigt werden. Dabei kann sich ein geringer Tonus bzw. wenig Kraft sowohl in einer leichten Strichführung zeigen, was wiederum psychomotorisch in Zusammenhang mit depressiven Erscheinungsbildern steht. Allerdings ist in vielen Fällen auch eine kompensatorisch feste Stift- oder Pinselhaltung beobachtbar, wo bereits im Schultergürtel eine hohe Körperspannung aufgebaut wird und schließlich ein festes Bewegungsbild erkennbar wird. Die Dynamik der Strichführung ist sehr von den grafomotorischen Fähigkeiten beeinflusst. Eine Tripoid-Stifthaltung ermöglicht in den meisten Fällen eine gute Dynamik in Schlaufbewegungen, wobei eine Stifthaltung mit mehreren Fingern oder einem überschlagenen Daumen weniger schwungvolle, detaillierte Striche erlaubt. In der Beobachtung können sich Bewegungen aus den Fingern heraus sehr unterscheiden zu Bewegungen, die primär aus dem Handgelenk, aus dem Ellbogen oder aus der Schulter heraus angesteuert werden. Daher ist das Bewegungsbild neben psychischen Komponenten auch motorisch ein Tool zur Analyse und zu Vergleichswerten.

Zeigt sich im Therapieverlauf eine Veränderung des Malduktus hinsichtlich Selbstbewusstsein, Klarheit, Druckdosierung und Flexibilität, kann die Methode des Zeichnens und Malens die Entwicklung anzeigen und bestätigen. Diese Rückmeldung und Sichtbarmachung der Veränderung einer psychomotorischen Herangehensweise tut sowohl Patient*innen als auch Therapeut*innen gut.

## 7.2 Das Raumbild

„Zeichenraum ist Lebensraum", sagt Grünewald (Budjuhn 1992, S. 209).

Das leere Blatt Papier als Raum bietet viele verschiedene Gestaltungsmöglichkeiten:

- Format (Seitenlänge, Hoch- oder Querformat)
- Raumausfüllung
- Größe und Platzierung der Formen
- Größenverhältnisse der Einzelformen zueinander
- Größenverhältnisse der Formen im Verhältnis zur gesamten Raumausfüllung
- Raumstruktur: Aufteilung, Aussparung, Dynamik (Richtung, Schwerpunkt)

Ein Blatt oder eine Leinwand zu füllen, muss erst durch eine innere Repräsentation des Raums geplant werden. Starten manche Personen zentral, um sich den Raum selbstbewusst zu erobern, gibt es auch eine Herangehensweise annähernd von den Rändern bis hin zur Mitte. Das Blatt an sich stellt schon einen Rahmen und eine Grenze dar, die es einzuhalten gilt, was nicht allen Personen leichtfällt. Der Rahmen wird manches Mal auch verstärkt, um für sich selbst eine Orientierung am Blatt zu erarbeiten. Zuerst wird der Boden, die Wiese oder ein anderer Untergrund am Unterrand des Bildes gezeichnet und eine Sonne oder ein Himmel, um das Oben noch deutlicher zu begrenzen, bis sich der/die Zeichner*in dem zentralen Bild widmet. Wenn gewisse Themen nicht so stark in den Fokus gerichtet werden sollen, wie es der Therapieauftrag verlangt, könnten sich manch versteckte Inhalte und Botschaften auch auf aus dem Zentrum herausgerückten Positionen wiederfinden.

Personen, denen es schwer fällt, Grenzen einzuhalten, haben auch Schwierigkeiten, am Papier zu bleiben, das Zeichenblatt reicht oft nicht aus. Bei manischen Patient*innen kann das der Fall sein, während depressive Menschen es nicht wagen, sich Raum zu nehmen. Die kleinen Figuren befinden sich dann meist in der Nähe des Bildrandes (Abb. 7.3).

Schon mit der Auswahl des Blattformates kann der Umgang mit Raum und die Herangehensweise an das Raumbild erkannt werden. Wieviel nimmt sich der/die Patient*in an Raum, ist eine Überforderung schon vorprogrammiert oder bestätigt es die Selbsteinschätzung, wie groß das Blatt für den Darstellungswunsch sein sollte. Manche Klient*innen sichern sich noch vor dem Start mehrere Blätter, die sie zu füllen planen, bei einer Manie kann dies mit einem ungebremsten Gestaltungswillen der Fall sein. Im Gegensatz dazu neigt eine depressive oder schüchterne Person dazu, sich besonders kleine Zettel auszuwählen, um nicht in eine Überforderung zu kommen. In beiden Fällen kann dies rückgemeldet werden und mit der Selbsteinschätzung und dem Selbstwert in Verbindung gebracht werden. Manische Patient*innen kommen zum Teil in eine Massenproduktion. Oft reichen wenige Striche am Blatt und das nächste Bild wird begonnen.

In weiterer Folge ist es spannend zu beobachten, wie großspurig das Blatt gefüllt wird bzw. ob es gefüllt wird. Die Größenverhältnisse spielen dann eine Rolle, wenn sie mit Wichtigkeit gewisser Themen oder Dinge in Bezug stehen. Bedeutungsvolleres wird größer dargestellt, auch wenn das Bild abstrakt wird.

Erscheinen die dargestellten Personen oder Objekte ohne begrenzende Strukturen klein und irgendwo am Blatt verloren, kann dies auch eine verzweifelte Stimmung, ein „Verlorensein" bedeuten. So wie der/die Klient*in im Leben auf der Suche nach Halt, Begrenzung im Sinne von Sicherheit ist, könnte es sich auch am Blatt zeigen. Eine Begrenzung kann eine Form sein, ein Kreis, der Dargestelltes noch umgibt, ein Haus, das für einen Rahmen des Situationsbildes sorgt.

Beginnt der/die Klient*in, den Raum am Blatt für sich zu erobern, aufzuteilen und von oben nach unten, von links nach rechts oder chaotisch den Zeichenraum zu füllen, sollte beobachtet werden, wann ein Schlusspunkt gemacht wird. Ist es möglich, den Raum als genügend gefüllt zu verlassen, wie viel Farbe oder Aktion wird auf der Fläche als genügend und befriedigend empfunden? Wie es teilweise

**Abb. 7.3** Figur am Bildrand, Frau M. (Mit freundlicher Genehmigung der Patientin)

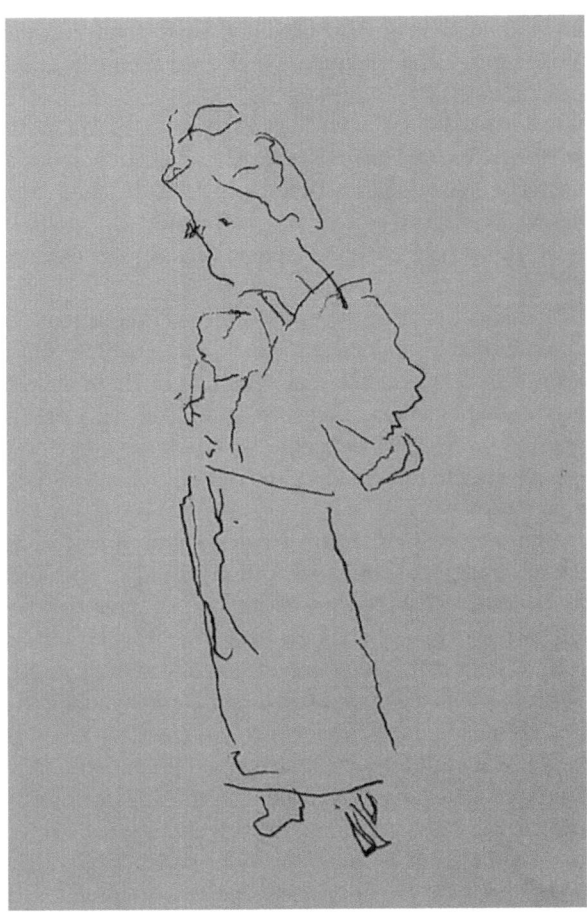

schwierig ist, eine Zeichnung zu beginnen, stellt es ebenso eine Herausforderung dar, es zum richtigen Zeitpunkt zu beenden. Kontrollierenden und zwanghaften Menschen fällt dies nicht leicht. V. a. zur Perfektion neigende Klient*innen, die man häufig mit Zwangsstörungen, Anorexie oder Essstörungen erlebt, ist es besonders wichtig, einen gesicherten Abschluss zu finden. Wenn dies nicht gelingt, reicht häufig auch nicht die Begrenzung einer Therapieeinheit aus, sondern es besteht oft der Wunsch, beim nächsten Mal oder mit verlängerter Zeit das Bild fertig zu machen. Fraglich bleibt, ob es ein zufriedenstellendes „Fertig" gibt, der Wunsch zeugt wohl eher von der Unsicherheit, wann es fertig ist.

In der Kunst mancher afrikanischer Länder haben leere Stellen eine magische Bedeutung. Man sagt, der „böse Blick" könnte durchdringen, darum ist das dicht ausgefüllte Blatt kennzeichnend für diese Kultur. Bei schizophrenen Erkrankungen ist dies ebenso zu beobachten, viel mehr aber aus Angst vor dem leeren Blatt. Das sogenannte "Horror Vacui" in der Kunst beschreibt diese Scheu vor der Leere. Hier geht es genau um das Füllen jeder leeren Fläche mit Ornamenten und Darstellungen. Ein gefülltes Blatt kann nun einerseits dieses Bedürfnis der Vollendung sein, vielleicht ist es aber auch das Ergebnis, die Aufgabe nicht stoppen zu können.

▶ **Horror Vacui** Horror Vacui, lat. Scheu vor der Leere, bezeichnet im künstlerischen Gestalten das Bedürfnis, leere Flächen komplett auszufüllen. Dies ist in der Malerei genauso wie in der Architektur, genauer gesagt bei Fassaden und Reliefs, zu beobachten und beinhaltet häufig viel Ornament.

Bei einem Schlaganfall mit Neglect (Halbseitenvernachlässigung) kommt es zu strukturellen Einbußen auf der kontralateralen Seite der Hirnschädigung und es zeigt sich sehr deutlich eine Neigung in Richtung eines Blattrandes bis zum Freilassen einer ganzen Blattseite. Zum Teil wird dieses Phänomen auch bei Asymmetrien im Körper beobachtet, die sich sensomotorisch nicht nur am eigenen Körper repräsentieren, sondern auch die Raumausfüllung und die Wahrnehmung prägen.

Ein weiteres Kriterium ist die Raumsymbolik, die bei der analytischen Bilddeutung gerne zum Einsatz kommt. Ein Modell von C.G. Jung und dem Graphologen Max Pulver beschreibt vier Quadranten und Ecken, denen Symbolträchtiges zugeordnet wird (Scheiber 1989, S. 197). Grundsätzlich ist zu sagen, dass die rechte Seite des Bildes immer bewusstseinsnäher ist als die linke, die eher Introversion, seelisches Innenleben und Vergangenheit symbolisiert. Rechts ist der Bereich der äußeren Welt, der Beziehungen und Zukunft (Abb. 7.4).

Im Raumbild können sich auch räumliche Orientierung und kulturelle Erfahrungen spiegeln. Ist der/die Gestaltende gewohnt, sich einem Blatt, einem Buch oder der Schrift von links nach rechts zu nähern, oder ist von rechts nach links bzw. von oben nach unten die erlernte Blick- und Bewegungsrichtung beim Lesen und Schreiben. Unter Umständen können auch Linkshändigkeit, Wahrnehmungs- oder Bewegungseinschränkungen das Raumbild prägen. Bei einem Bildaufbau von links nach rechts mit gleichzeitiger Handdominanz links verdeckt der/die Gestaltende das bereits Gezeichnete oder Geschriebene, es kommt zu einer veränderten Positionierung der Hand, des ganzen Körpers, des Blattes oder eben zu

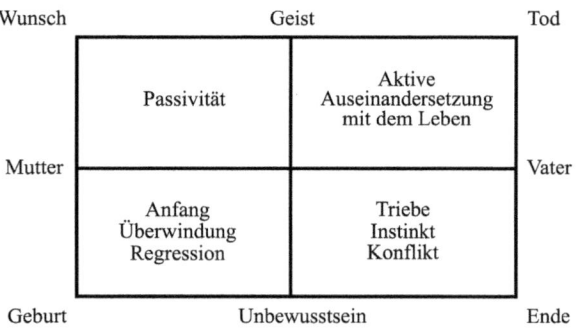

**Abb. 7.4** Bilddeutung nach C.G. Jung und Max Pulver. (Eigene Darstellung)

## 7.2 Das Raumbild

einer anderen Aufteilung des Raums am Blatt. Blick und Positionierung spielen erneut eine Rolle im Raumbild. Ist das Blickfeld aus unterschiedlichen Gründen eingeschränkt, wird sich die Gestaltung mehr auf das Zentrum des Blattes oder der Leinwand konzentrieren, und Aussparungen am Rand oder an gewissen Stellen können vorkommen. Bei asymmetrischer Haltung des Körpers bei Tisch oder in anderen Zeichenpositionen kann sich die Mitte im Raumbild verschieben.

> **Beispiel**
>
> Sarah hat eine schlechte Körperspannung, der Kopf muss bei Tisch rasch abgestützt werden, es zeigt sich dadurch eine asymmetrische Stifthaltung, über die Jahre hat sich sogar eine skoliotische Veränderung ihrer Wirbelsäule gezeigt. Der linke Arm, der den Kopf des Mädchens stützt, hält beim Zeichnen gleichzeitig das Blatt fest, damit es nicht verrutscht. Der Start der Zeichenbewegungen und auch der Schreibbewegungen war dadurch zur Mitte hin verlagert. Raumbild und räumliche Wahrnehmung waren dadurch nach rechts verschoben. Zusätzlich hat Sarah Schwierigkeiten, den Raum und ihre Gestaltung als Ganzes zu erfassen, sie verliert sich daher vermehrt in Details und kann schwer beim Wesentlichen verweilen. ◄

Eine räumliche Orientierung und Planung braucht der/die Klient*in auch, um mit den vorgegebenen Grenzen auszukommen. Wird ein großer Kreis als Haupt einer Figur oder Krone eines Baums angesteuert, der gerade noch Platz findet am Blatt, werden weitere Teile des Körpers oder Stammes proportional wenig ausreichend Platz am Bild finden. Es kann durch eine fehlende Planung schließlich zu Verschiebungen im Raumbild kommen, Schwerpunkte müssen aufgrund der fehlenden Platzeinteilung auf andere Weise verdeutlicht werden. Eine Reaktion könnte sein, dass weitere Blätter, dort wo fehlender Raum für eine Fertigstellung entsteht, angeklebt werden. Bei Kindern, die neben der Raumerfahrung und dem Zeichnen auch mit der Schere und mit dem Kleben viel experimentieren, zeigt sich diese Tendenz häufig. Wenn der große Dinosaurier oder Kran nun doch unerwarteterweise nicht Platz hat am Blatt, wird kurzerhand der Hals oder Arm mit einem neuen Stück Papier ergänzt.

Mit der gemeinsamen Analyse des Raumbildes können auch Planungs- und Selbstorganisation als Themen mit einfließen. Vielleicht passiert, was am Blatt passiert, auch in anderen Lebenssituationen. Der/die Patient*in nimmt sich zu viel vor, nimmt sich zu viel Raum in einer Gruppe oder ist eher zurückhaltend und fühlt sich an den Rand gedrängt. Der Umgang mit Einteilung von Aufgaben und Strukturierung kann sich im Raumbild widerspiegeln. Wenn Patient*innen diese Erfahrung machen, können sie durch ein Innehalten und gezielte Problemlösungsstrategien den Raum gezielter für sich erarbeiten bzw. zeigen sich Therapieerfolge diesbezüglich auch im Malen und Zeichnen.

## 7.3 Das Formbild

Es geht bei der Form nicht nur um die Verhältnisse zwischen Einzel- und Gesamtform, sondern um:

- Formeigenart (konventionell, individuell)
- Formfestigkeit (Umrissenheit, Konturschärfe, Verschwimmen der Umrisse)
- Formgestalt (schematisch, konzentriert auf das Wesentliche)

Formen können rund oder eckig, offen oder geschlossen, gleichförmig oder vielfältig, statisch oder bewegt, symbolisch, starr angeordnet, korrespondierend, symmetrisch oder asymmetrisch und kontrastierend sein.

Bei der Formbildanalyse kann erkannt werden, ob gefühlsnaher Ausdruck zugelassen wird oder nicht, denn eine sehr grafische Form- und Linienbetonung zeugt oft von einer Vorherrschaft des Gedanklichen, z. B. Umrisse, die dann ausgemalt werden. Das Formbild steht auch in Zusammenhang mit dem Raumbild, wie und in welcher Form der freie Platz erarbeitet wird. Hinsichtlich Ausdauer, Selbsteinschätzung und Planung kann die Form auf einem Bild recht unterschiedlich sein. Beginnt der/die Klient*in aus einem inneren Antrieb heraus mit genauen, festen und gezielten Konturen, um etwas darzustellen, ist das nicht immer für das gesamte Bild durchzuhalten, weil es Ausdauer und auch ausreichend Zeit erfordert. Häufig ist zu beobachten, dass das Wesentliche mit einer konzentrierten Formfestigkeit dargestellt wird und Hintergründe, Ergänzungen oder Ausfüllungen dann schematischer ausgestaltet werden.

Die Form zeigt Aufschlussreiches in Bezug auf verschiedene Krankheitsbilder. Die Lokalisation hirnorganischer Störungen ist entscheidend für Art und Ausmaß der Störung der Zeichenfähigkeit. Bei einer Kleinhirnläsion ist eine Vergröberung und Vergrößerung der Zeichnungen beobachtbar, eine sogenannte Megalografie, da das Kleinhirn normalerweise präzise Bewegungen prägt. Ist hingegen der Hirnstamm betroffen, kommt es vermehrt zur Verkleinerung, der sogenannten Mikrografie. Je nachdem, ob die rechte oder linke Hemisphäre des Gehirns eine Veränderung aufweist, können Gesamtheit und Detailtreue unterschiedlich ausgeprägt sein. In diesen Zusammenhängen der Lokalisation werden auch Tests herangezogen. Tremor, zittrige Hände und unklare Tonusverhältnisse können das Formbild insofern verändern, dass etwas immer kleiner werdend dargestellt wird. Bei Parkinson-Patient*innen ist die Ausgestaltung ähnlich wie im Schriftbild von einer immer fester, kleiner und zum Teil schneller werdenden Bewegung geprägt.

Das Tempo spielt nicht nur bei neurologischen Erkrankungen oder feinmotorischen Schwierigkeiten eine Rolle im Formbild. Stressgeplagte Personen, auch ängstliche und getriebene Menschen neigen dazu, eher zu skizzieren und einen Auftrag rasch wieder abzuschließen, als sich ausführlicher damit zu beschäftigen. Ideen werden nur schemenhaft dargestellt und nicht ausgestaltet. Um Betonungen zu setzen oder auf Wesentliches hinzuweisen, werden Umrisse teilweise auch verstärkt, doppelte Konturlinien können zudem eine deutliche Abgrenzung vom Umfeld symbolisieren. Eine Durchlässigkeit der Konturen öffnet hingegen Türen, um evtl. Neues zuzulassen.

Die Form, Abgrenzungen und fließende Übergänge zeigen auch die Fertigkeiten gewisser Zeichentechniken. Die einfache Herangehensweise – es wird eine Form gestaltet, die Umrisse sind geschlossen und Flächen werden ausgemalt – wird bei erweiterten Fähigkeiten im Schattieren, Zeichnen und Malen aufgebrochen. Eine Nase ist dann nicht mehr ein senkrechter und kleiner horizontaler Strich mit evtl. zwei Löchern, sondern ein schattierter Übergang, der eine Erhebung und Nasenlöcher kennzeichnet.

Eine depressive Person mit einem Gefühl der Leere in sich ist erstens schwer zum Zeichnen und Malen zu motivieren, zweiten zeigt sich in der Darstellung eine ähnliche Leere, d. h., das Motiv ist zwar umrisshaft vorhanden, aber leer. Es besitzt wenig Details und keine Schattierungen.

Die bizarre Denkart bei einer schizophrenen Erkrankung zeigt sich in symbolischen Kompositionen. Zum Teil sind es geometrische Formen, die sich auch wiederholen oder die unklar miteinander in Verbindung gebracht werden. Auch Muster oder spontane Veränderungen während des Gestaltens prägen das Formbild. Unter Drogeneinfluss sind gewisse Formen von uferloser, auswüchsiger Ausprägung.

## 7.4 Das Farbbild

Wird die Farbe in einem Bild analysiert, werden folgende Punkte registriert:

- Farbauswahl (Einzelfarben, Gruppierungen)
- Farbanordnung (Akzentuierung)
- Farbbehandlung (Mischung, Auftragsart)

Farbtöne und Farbklänge werden seit jeher gesucht und abgestimmt, z. B. bei der Kleidung oder im Wohnbereich, dabei zeigen sich wesensgemäße, individuelle Vorlieben, die von unterschiedlichen Erfahrungen, Modeerscheinungen oder ästhetischen Vorlieben geprägt sind. Das Farberleben hängt ab von der kollektiven Urerfahrung der Menschheit, von Zeit- und Modeströmungen und ganz individueller Farberfahrung (Lieblingsfarbe) (Keller 2001). Eine Lieblingsfarbe kann im Sinne der Farbsymbolik auch Aufschluss auf Wesenszüge verraten. Vorlieben im Kindesalter sind in den letzten Jahren auch von Genderüberlegungen beeinflusst. Zeichnen die Mädchen lieber Rot und Rosa, weil ihnen diese Farbe von klein auf zugeordnet wird? Bevorzugen Jungs vermehrt Blau, weil ihr Kinderspielzeug und ihre Kleidung gesellschaftlich blaugrün gefärbt ist? Im Normalfall entstehen die Farbvorliebe und Farbauswahl aus dem Innersten. Denn auch wenn Kindersachen und Kinderzimmer in schönen Pastelltönen gestaltet sind, lieben Kinder meist kräftige Farben.

Die erste Farbe, die der Mensch sieht, ist Rot, dies ist der bereits ausgebildeten Aktivität der Augen im Mutterleid geschuldet. Dort werden alle visuellen Eindrücke in ein sanftes Rot gebettet, also eine Farbe, die uns vertraut ist und zu der viele Kinder greifen. Im regressiven Verhalten und in der Erarbeitung von sehr frühen, evtl. vorgeburtlichen Erfahrungen werden gerne die Farbe Rot und Abwandlungen dieser Farbe verwendet.

Jedem Farbreiz in der Außenwelt entspricht eine Reaktion in der Innenwelt.

Farben sind Symbole, sie können Vorstellungen und Träume auslösen und informieren, z. B. eine rote Ampel bedeutet Stopp.

Das Farberleben breitet sich zudem auf andere Sinnesgebiete aus, es gibt bekanntlich kalte Farben, warme Farben oder sogar schreiende oder laute Farben.

Ferner stehen Farbassoziationen in Beziehung zu Bewegungen. Bodennahe Bewegungen lassen eher satte, erdige, gedämpfte Farben entstehen und aufstrebende Bewegungen luftig-leichte, helle Farbtöne.

Zum Teil werden Melodien mit Farben verbunden, denn sowohl Farben als auch Töne bestehen aus Schwingungen. Musik kann ein Bild in Farbkomposition, Rhythmus und Dynamik prägen.

Farben werden gefühlsnah und subjektiv erlebt und ihre Bedeutung ist daher immer abhängig vom Individuum. Die Farbskala ist Ausdruck des Naturerlebens, unserer momentanen Stimmung und der Wesensseiten (Riedel 1992).

Die Deutung, die als therapeutische Orientierungshilfe genutzt werden kann, besteht immer aus Assoziationen (rabenschwarz, himmelblau, …) und der individuellen Farbbedeutung für den Klienten/die Klientin. Es sollte nicht von der Farbwahl in einer Einzelsituation auf eine momentane Stimmung oder auf Persönlichkeitsstrukturen geschlossen werden.

Farbbewertungen und -symbolisierung sind stark traditions- und kulturabhängig. Es haben sich schon viele Menschen Gedanken über die Bedeutung der verschiedenen Farben gemacht. Mit jeder neuen Theorie erhalten auch die Farben neue Bedeutungsfelder.

Fehlt die Farbe, scheint teilweise auch der emotionale Gehalt leer zu bleiben (Budjuhn 1992). Farblosigkeit kann darauf hindeuten, dass emotionale Konfrontation abgewehrt wird oder eine gefühlsmäßige Gehemmtheit besteht.

Zu beobachten ist weiter, ob Farben gezielt oder tastend gewählt werden, ob sie zart oder kräftig, lasierend oder deckend, rein oder gebrochen aufgetragen werden.

Die Mischung von Farben ist ein eigenes Experimentierfeld. Wird manchmal darauf geachtet, dass ein Farbton homogen aufs Blatt aufgetragen wird, ist es für manche Menschen gerade spannend, was passiert, wenn Farben ineinanderlaufen oder gemischt werden. Dafür ist Planung und eine gezielte Beendigung nötig, dennoch kommt es bei manchen Klient*innen vor, dass Bilder aufgrund der sensorisch als befriedigend erfahrenen Mischung vieler Farben meist in einem Braunton beendet werden. Kann auch das unabsichtliche Vermischen von Farben toleriert werden oder wird im Farbbild akribisch auf Abgrenzung gebaut?

## 7.5 Weitere Kriterien

**Material**

Bereits aus der Art des verwendeten Materials und seiner Eigenschaften können Schlüsse auf die psychische und sensorische Situation des Klienten/der Klientin gezogen werden, vorausgesetzt, die Auswahl liegt bei den Patient*innen und nicht bei den Therapeut*innen. Begnügt sich jemand mit Bleistift, Tinte oder Kugelschreiber, dann könnte es sich um eine Person handeln, der/die sich gerne in Abstraktionen zurückzieht und der/die eine Vorliebe für Schwarz-Weiß-Malerei hat. Benutzt jemand jedoch starke Farben und einen breiten Pinsel, so ist es wohl ein Zeichen für intensive innere Anteilnahme am Gestalteten.

Werden kräftige Farben, Stifte und Materialien benutzt, erkennt man darin bereits vor Beginn des Zeichnens oder Malens die Entschlusskraft und den Wunsch nach Ausdruck. Diverse Drucktechniken können die Sicherheit, was nun gestaltet werden soll, zum Ausdruck bringen.

Die Größe des Materials bzw. der Leinwand oder des Papiers im Verhältnis zur Stift- oder Pinselauswahl kann Rückschlüsse auf die Selbsteinschätzung des/der Patient*in geben. Ein großer Papierbogen und eine Feder lassen entweder eine fehlende Einschätzung oder ein großes Vorhaben mit viel Ausdauer vermuten. Die Materialauswahl in Zusammenhang mit dem Untergrund bringt unterschiedliches Erleben mit sich. Mit Öl auf Holz zu arbeiten, erfordert Geduld und Ausdauer, wenn manche Trocknungsprozesse berücksichtigt werden.

Materialien wie bei einer Collage können genauso wie Zeichnungen ein Raumbild, Formbild und Farbbild erkennen lassen.

**Zeit**

Wie lange braucht jemand, wenn er/sie ein Bild frei oder nach einem Thema anfertigt? Schon die Überlegungs- und Planungsphase kann sehr unterschiedlich viel Zeit in Anspruch nehmen, aber auch das Gestalten an sich. Innezuhalten und einen Plan für die Umsetzung zu durchdenken, macht Sinn, Inneres kann aber am besten mit wenig Überlegungsarbeit im Hintergrund zu Tage treten. Spontanbilder mit wenig Zeit bringen eine andere Aussage mit sich als wiederholtes Erarbeiten eines Themas. Manchmal zeigt sich sogar eine intensive Produktionslaune und ein Bild nach dem anderen wird schnell beendet.

Die Tageszeit kann eine Rolle spielen, wenn Erlebtes verarbeitet werden soll, da ein Tag oft von vielen Eindrücken geprägt sein kann und dies auf die Gestaltung am Abend einfließt. Der Morgen eignet sich gut, Traumbilder oder Erlebtes in Träumen auszugestalten. Im Schulsetting sind die Zeichenstunden meist nachmittags eingeplant, womöglich, weil sie auch entspannende ruhige Zeit im oft stressigen Schulalltag anbieten können. Viele Künstler*innen berichten, dass sie nachts Malen, weil durch die Finsternis und Stille rundherum eine geeignete Reizreduktion vorliegt, die dem Gestaltungsprozess zuträglich ist.

**Qualität der gezeichneten Gestalt**
Ob Proportionen stimmig abgebildet werden, hat schon in der Kinderzeichnung eine Bedeutung, verliert aber nicht an Interpretationsmöglichkeiten im jugendlichen oder Erwachsenenalter. Bei figuralen Gestaltungen kann beobachtet werden, ob alle Körperteile integriert sind, d. h., sich gut zusammenfügen.

Natürlich ist die Qualität von den künstlerischen Fähigkeiten des/der Klient*in abhängig, aber dennoch können Interpretationen in Richtung Bewegungsbild, Raumbild, Formbild und Farbbild getätigt werden.

Um eine Möglichkeit des künstlerischen Ausdrucks zu erlangen, imitieren viele Menschen erst bestehende Kunstwerke, um sich dann in den Techniken besser zurechtzufinden. Es kann allerdings passieren, dass man in dieser Imitation verweilt, dann ist die Qualität des eigenen bildnerischen Ausdrucks verfälscht.

**Spezifische Merkmale**
Bevorzugte Formen, ein besonders kleiner Kopf, schielende Augen oder fehlende Elemente. Bei vielen spezifischen Merkmalen zeigt sich die Prägung des Bildwerks durch äußere Einflüsse. In Manga-geprägten Kulturen weisen schon Kinderzeichnungen spezifische Merkmale auf, z. B. typisch ausgeprägte Augen, die sehr groß im Vergleich sind und teilweise mit einem Fenster in den Augen abgebildet werden. Sie sollen einen Glanz verdeutlichen, ähnlich dazu verwenden manche Graffiti-Künstler*innen Sternchen oder dünne Striche.

Ob das Bild signiert und wie es signiert wird, ist ein spezifisches Merkmal. Zum Teil nimmt die Unterschrift einen großen Teil des Bildes ein und ist für manche Menschen wichtig zur Identifizierung damit. Meist wird die Unterschrift aber rechts oder links unten ins Bild gesetzt. Auch die Unterschrift an sich ist ein spezifisches Merkmal, das manchmal gezeichnet wirkt, auf das Bild abgestimmt wird oder lieber versteckt oder auf der Rückseite versteckt wird. Wenn jedes Bild mit einem Titel versehen wird, ist das ebenso ein spezifisches Merkmal, z. T. so wichtig für den/die Klient*in, dass er mit aufs Bild muss.

**Äußere Rahmenbedingungen**
Die Auswahl des Materials und der Blattgröße kann Einfluss nehmen, wie sich der/die Gestalterin ausdrücken kann. Das Licht oder der Lichteinfall spielt keine unwesentliche Rolle dafür, wie detailreich ein Bild gestaltet werden kann. Sitzpositionen, Bodenarbeitsplätze oder aufrechte Haltung beim Gestalten machen einen Unterschied v. a. bei Raum- und Bewegungsbildanalysen. Befinden sich mehrere Personen im Raum oder wird das Bild sogar in einem Gruppensetting gestaltet, hat dies Einfluss auf Konzentration, Ablenkbarkeit oder soziale Fähigkeiten, noch mehr natürlich, wenn Material geteilt werden soll oder gemeinsam auf einem Papierbogen gestaltet wird.

**Lebenssituation**
Die Motivation und der eigene biografische Bezug zu einem Thema oder zum Zeichnen und Malen an sich spiegelt sich bestimmt im Bild. Wird das Zeichnen als kindlich oder kindisch gesehen, ist die Motivation, es als Ausdrucksmittel zu

benutzen, vielleicht nicht gegeben bzw. hängt es von der angebotenen Technik ab, wie sehr man sich als erwachsener oder betagter Mensch damit identifizieren kann.

## 7.6 Veränderungen in der Gestaltung

Ein Bild kann sehr harmonisch sein, mit einer runden, ganzheitlichen Wirkung. Im Gegensatz dazu stehen Deformität, Zerrissenheit oder Zerfall der Ganzheit, eine Disharmonie, die innerliche Konflikte zeigt. Ob durch psychische, neurologische oder demenzielle Erkrankungen, aber auch durch Drogen- oder Medikamenteneinfluss kann eine Veränderung des bildnerischen Ausdrucks einhergehen. Für Therapeut*innen ist dies eine wichtige Beobachtung, die in der Dokumentation des Krankheitsverlaufs verwendet werden kann.

Immer wieder kommunizieren Patient*innen der Psychiatrie mit Angehörigen oder Bekannten nicht über einen verschriftlichten Briefwechsel, sondern über Bilder. So kann auch im Erhalten von Karten, und seien es nur Glückwunschkarten zum Geburtstag, ein Verlauf der Krankheit, aber auch eine veränderte Befindlichkeit vermittelt werden. In Altersheimen oder Pflegeanstalten für psychisch erkrankte Personen ist ein regelmäßiges Zeichnen ein wichtiger Aktivierungsbereich, der kommunikative und dokumentarische Bedeutung besitzt. Teilweise wird dies in der Ergotherapie übernommen, Biografiearbeit auch von nicht-therapeutischem Personal.

Der amerikanische bildende Künstler William Charles Utermohlen (1933–2007) hat eine Veränderung der Gestaltung in diesem Fall seines Selbstporträts dokumentiert. Mit 61 Jahren wurde bei ihm Alzheimer diagnostiziert und er blieb beim Malen, speziell versuchte er auch, regelmäßig Selbstporträts anzufertigen. Diese Bilder zeigten einen Verlauf seiner Krankheit. Das letzte davon entstand 2001, 5 Jahre vor seinem Tod. Seine Werke gelten als die wichtigsten Zeugnisse im Zusammenhang mit Alzheimer, weil sie das Verständnis des Verlaufs neurodegenerativer Krankheitsbilder aufzeigen. Ein realistisches Bild von sich selbst wird zu einem verzerrten Bild von sich selbst.

Hartmut Kraft (1986) beschreibt die Veränderung der bildnerischen Gestaltung und teilt sie wie folgt ein:

### 7.6.1 Regression des bildnerischen Ausdrucks

- Rückfall in primitive oder infantile Darstellungsweisen
- Vorherrschen spielerischer Tendenzen
- Hieroglyphenartige Anordnung von Symbolen, „Bilderschrift"
- Mangel an Perspektive
- Vertikale Bildwinkelverschiebungen (Hochwandern der Horizontale) (Abb. 7.5 und 7.6)

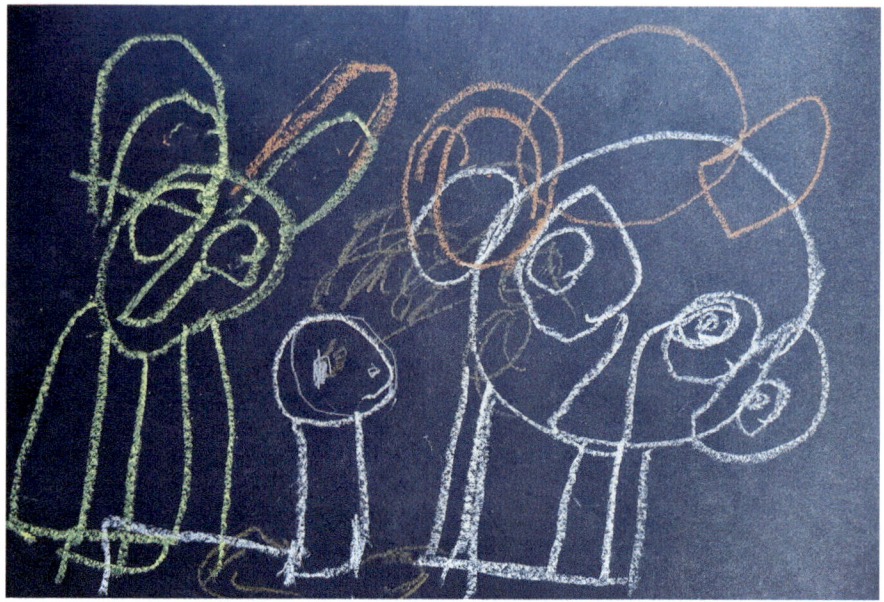

**Abb. 7.5** Regression, H., 58 Jahre. (Mit freundlicher Genehmigung des Patienten)

Ist es beim Kind normal, deutet es bei Jugendlichen oder Erwachsenen oft auf eine Entwicklungsretardierung oder Regression hin, wenn infantile Darstellungen (Kopffüßler, ...) bevorzugt werden.

Regressionsphänomene entstehen bei neurologischen Störungen (Schlaganfall), bei hirnorganischen Abbauprozessen, bei körperlich begründbaren Psychosen (akutes Alkoholdelir) oder bei Schizophrenie. Diese sind zu unterscheiden von den Retardierungsphänomenen, die ein Verharren auf kindlicher Entwicklungsstufe sind. Bei schwerer psychischer, kognitiver Erkrankung oder bei ungünstigen Milieueinflüssen kann sich eine Regression zeigen.

▶ **Retardierung** Retardierung ist ein Zurückkehren zu früheren Entwicklungsstufen nach erfolgter Weiterentwicklung. Es kann aber auch eine verzögerte Entwicklung beschreiben.

**Regression**
Regression ist meist eine Reaktion auf äußere Belastungen oder innere Konflikte, die zu einer Überforderung führen. Frühere Verhaltensweisen und Empfindungen treten dann in den Vordergrund. Sie kann auch ein Abwehrverhalten sein.

## 7.6 Veränderungen in der Gestaltung

**Abb. 7.6** Bilderschrift, Herr E., 78 Jahre. (Mit freundlicher Genehmigung des Patienten)

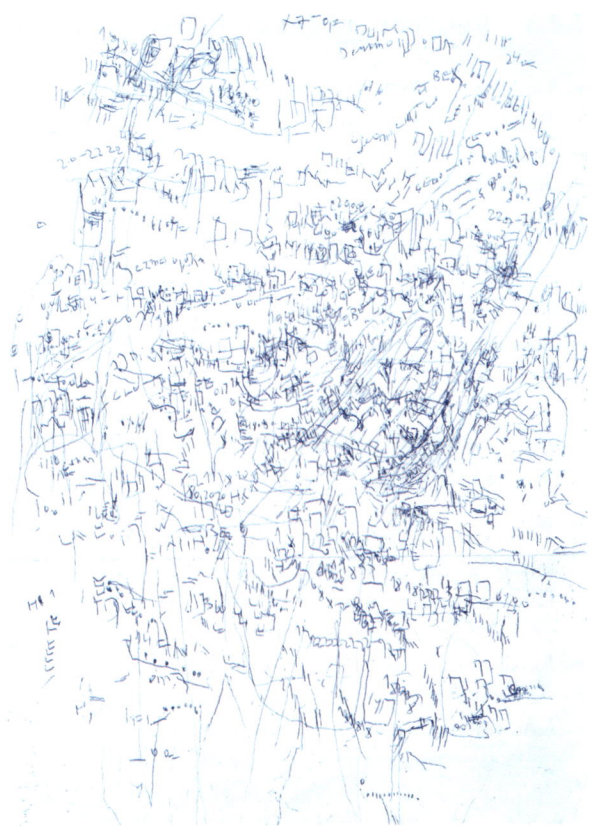

Regression kann auch auf Widerstand und Abwehr eines Themas hinweisen, d. h., will der/die Klient*in nicht auf gestalterischem Weg ein Thema bearbeiten, wird der Auftrag häufig auf sehr kindliche Weise gelöst, z. B. mit Strichmännchen, bei eigentlicher Möglichkeit, ein Männchenbild deutlicher darzustellen.

### 7.6.2 Verzerrung des bildnerischen Ausdrucks

- Verschnörkelte Formen
- Üppig wuchernde Formen
- Groteske Darstellungen
- Überschreitung ästhetischer Regeln (kitschige Manier)

Nicht selten in Kombination mit einer überschwänglichen und schwer zu bremsenden Herangehensweise, ein Blatt Papier mit Farbe und Form zu füllen, verlieren die Formen oft ihren Kontext und überfüllen den Raum.

### 7.6.3 Verdichtung des bildnerischen Ausdrucks

- Gedrängtes Durcheinander (Bildsalat)
- Randvolle Überladung
- Einbau von Schriftelementen
- Kombination heterogener Materialien (Knetmasse auf das Bild, Bilder auf Holz)
- Ornamentale Ausfüllung des Hintergrundes

Eine Überfüllung des Blattes lässt eine Vielzahl von auf den/die Zeichner*in einstürzenden optischen und leiblichen Halluzinationen vermuten (Kraft 1986).

### 7.6.4 Umformung des bildnerischen Ausdrucks (= Neomorphismen)

- Kombination des Menschen oder einzelner Körperteile mit unbelebten Objekten
- Disproportionierung der Figuren
- Fratzenhafte Gesichter
- Verdopplung oder Vervielfachung von figürlichen Bestandteilen (Kopf, Glieder)
- Anderweitig anatomische Veränderungen an Mensch und Tier
- Kombination verschiedener Wesen

### 7.6.5 Stereotypie des bildnerischen Ausdrucks

- Ornamentale Stereotypie
- Flächenfüllende Iterationen von Figuren oder Symbolen
- Stereotype Wiederholungen (Perseveration) von Motiven durch ganze Bildserien hindurch
- Stereotypien in der Feinstruktur oder in der Wiedergabe von Formdetails (Abb. 7.7)

Iterationen und Stereotypien sind vielfache Wiederholungen bestimmter Bilddetails, Muster oder bestimmter Bewegungen im Malprozess. Gerade bei Autismus-Spektrum-Störungen, aber auch in Zusammenhang mit Aufmerksamkeitsdefizitsyndromen fällt diese offensichtliche Herangehensweise ans Gestalten auf.

Stereotypien können allerdings der erste Schritt zur Ordnung für eine chaotische Person bedeuten, aber auch ein Abwehrmechanismus gegen Konflikte (Widerstand). Eine starre Ornamentik ist auch ein Zeichen für pathologisch gestörte Flexibilität.

**Abb. 7.7** Iterationen, Brief von V., Schizophrenie. (Mit freundlicher Genehmigung der Patientin)

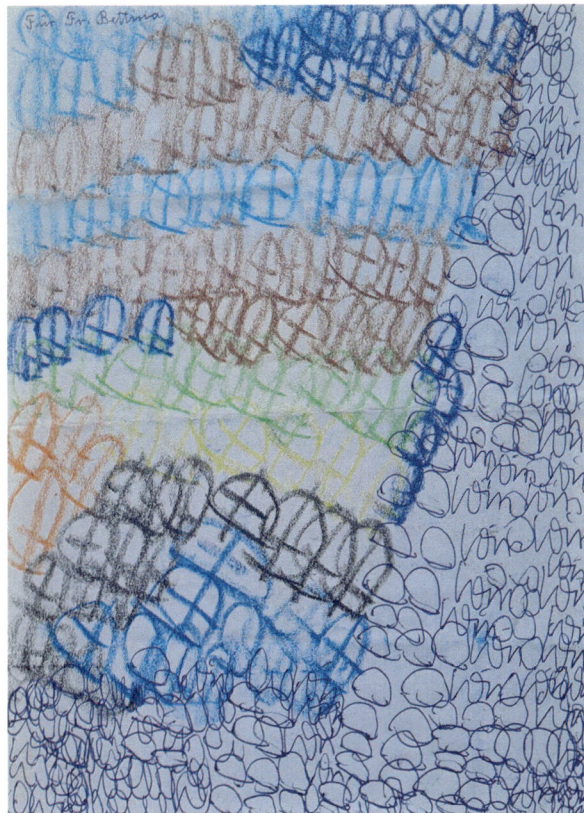

## 7.6.6 Erstarrung des bildnerischen Ausdrucks

- Geometrisierung und Schematisierung
- Symmetrische Aufteilung
- Flächenhaftigkeit im Sinne eines Fehlens von Schattierungen
- Umrahmung eines Bildes
- Mangel an Bewegung (Steifigkeit)

Geometrisierung und streng eingeteilte Bereiche im Bild können Ausdruck des Widerstands sein. Teilweise versuchen aber z. B. psychotische Klient*innen mithilfe von Symmetrie und Ordnung sich von angstmachenden Affekten abzusichern und das Chaos zu bannen. Eventuell wird auf diesem zeichnerischen Weg auch Halt und Stabilität nach einer seelischen Erschütterung gesucht.

## 7.6.7 Zerfall des bildnerischen Ausdrucks

- Missachtung räumlicher Beziehungen zwischen den einzelnen Bildelementen
- Verlust der Komposition
- Auflösung der menschlichen und tierischen Physiognomie
- Linearer, flächiger oder bruchstückhafter Zerfall der Formen (Abb. 7.8)

Die Stimmigkeit einer Komposition spiegelt innerpsychische Verhältnisse wider, zerfällt ein Bild/eine Komposition, so deutet dies auf ein inkohärentes Ich hin. Auch Spaltungserlebnisse können sich deutlich in Bildern zeigen.

Mit dem Wissen um die Faktoren, die aus einem Bild herausgelesen werden können, ist die Analyse einer Gestaltung durchaus diagnostisch und therapeutisch nutzbar. Die Veränderung eines bildnerischen Ausdrucks kann somit dokumentiert und in Zusammenhang gestellt werden, sie gibt Aufschluss über z. B. die Stimmungsveränderungen oder Selbstorganisation der Klient*innen.

Objektivität bei Interpretationen ist nur begrenzt möglich, da jede Beschreibung auf dem Erfahrungs- und Wissenshintergrund des Beschreibenden beruht. Der/die Therapeut*in sollte sich daher gut kennen, die Deutung immer im Kontext zum Hintergrund der individuellen Lebenszusammenhänge sehen und mit Sensibilität und Intuition an die Bildanalyse herangehen.

Um die Richtigkeit zu gewährleisten, können verdeckte Motive erfragt werden, oft bedarf es aber bei ernstgenommener Bildsprache überhaupt keiner Umsetzung ist Begriffliche mehr.

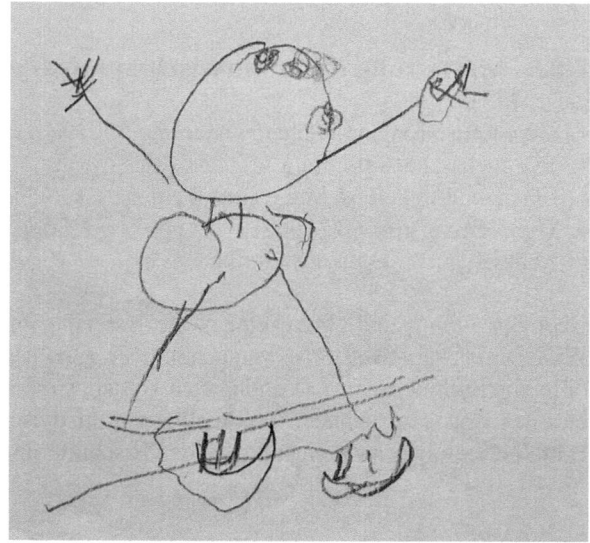

**Abb. 7.8** Zerfall des bildnerischen Ausdrucks, Selbstportrait. (Eigene Darstellung)

# Literatur

Budjuhn A (1992) Die psychosomatischen Verfahren
Keller G (2001) Körperzentriertes Gestalten und Ergotherapie. Unterricht und therapeutische Praxis. Dortmund, verlag modernes lernen
Kraft H (1986) Grenzgänger zwischen Kunst und Psychiatrie. DuMont Verlag, Köln
Áve-Lallemant U (1976) Baumtest. Mit Einführung in die symbolische und graphologische Interpretation. 4. Aufl. München, Ernst Reinhardt Verlag
Oster, GD, Gould P (1999) Zeichnen in Diagnostik und Therapie. Paderborn, Junfermann
Riedel I (1992) Maltherapie. Kreuz Verlag, Stuttgart
Scheiber I (1989) Ergotherapie in der Psychiatrie. Bardtenschlager Verlag, München

## GPSR Compliance

The European Union's (EU) General Product Safety Regulation (GPSR) is a set of rules that requires consumer products to be safe and our obligations to ensure this.

If you have any concerns about our products, you can contact us on ProductSafety@springernature.com

In case Publisher is established outside the EU, the EU authorized representative is:

Springer Nature Customer Service Center GmbH
Europaplatz 3
69115 Heidelberg, Germany

**Batch number: 08978025**

Printed by Printforce, the Netherlands